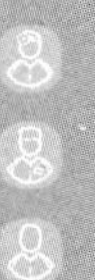

专家与您面对面

卵巢癌

主编 / 白秀萍　江　莉

中国医药科技出版社

图书在版编目（CIP）数据

卵巢癌 / 白秀萍，江莉主编 . -- 北京 : 中国医药科技出版社，2016.1
（专家与您面对面）
ISBN 978-7-5067-7863-3

Ⅰ. ①卵…　Ⅱ. ①白… ②江…　Ⅲ. ①卵巢癌 – 防治　Ⅳ. ① R737.31

中国版本图书馆 CIP 数据核字 (2015) 第 261622 号

专家与您面对面——卵巢癌

美术编辑　陈君杞
版式设计　大隐设计

出版　中国医药科技出版社
地址　北京市海淀区文慧园北路甲 22 号
邮编　100082
电话　发行：010–62227427　邮购：010–62236938
网址　www.cmstp.com
规格　880 × 1230mm 1/32
印张　4
字数　57 千字
版次　2016 年 1 月第 1 版
印次　2016 年 1 月第 1 次印刷
印刷　北京九天众诚印刷有限公司
经销　全国各地新华书店
书号　ISBN 978-7-5067-7863-3
定价　19.80 元
本社图书如存在印装质量问题请与本社联系调换

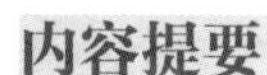

内容提要

卵巢癌怎么防？怎么治？本书从“未病先防，既病防变”的理念出发，分别从基础知识、发病信号、鉴别诊断、综合治疗、康复调养和预防保健六个方面进行介绍，告诉您关于卵巢癌您需要知道的有多少，您能做的有哪些。

阅读本书，让您在全面了解卵巢癌的基础上，能正确应对卵巢癌的“防”与“治”。本书适合卵巢癌患者及家属阅读参考，凡患者或家属可能存在的疑问，都能找到解答，带着问题找答案，犹如专家与您面对面。

专家与您面对面

丛书编委会（按姓氏笔画排序）

王　策　王建国　王海云　尤　蔚　牛　菲　牛胜德　牛换香

尹彩霞　申淑芳　史慧栋　付　涛　付丽珠　白秀萍　吕晓红

刘　凯　刘　颖　刘月梅　刘宇欣　刘红旗　刘彦才　刘艳清

刘德清　齐国海　江　莉　江荷叶　许兰芬　李书军　李贞福

张凤兰　张晓慧　周　萃　赵瑞清　段江曼　高福生　程　石

谢素萍　熊　露　魏保生

前言

“健康是福”已经是人尽皆知的道理。有了健康，才有事业，才有未来，才有幸福；失去健康，就失去一切。那么什么是健康？健康包含三个方面的内容，身体好，没有疾病，即生理健康；心理平衡，始终保持良好的心理状态，即心理健康；个人和社会相协调，即社会适应能力强。健康不应以治病为本，因为治病花钱受罪，事倍功半，是下策。健康应以养生预防为本，省钱省力，事半功倍，乃是上策。

然而，污染的空气、恶化的水源、生活的压力等等，来自现实社会对健康的威胁却越来越令人担忧。没病之前，不知道如何保养，--旦患病，又不知道如何就医。基于这种现状，我们从“未病先防，既病防变”的理念出发，邀请众多医学专家编写了这套丛书。丛书本着一切为了健康的目标，遵循科学性、权威性、实用性、普及性的原则，简明扼要地介绍了100种疾病。旨在提高全民族的健康与身体素质，消除医学知识的不对等，把健康知识送到每一个家庭，帮助大家实现身心健康的理想。本套丛书的章节结构如下。

第一章 疾病扫盲——若想健康身体好，基础知识须知道；

第二章 发病信号——疾病总会露马脚，练就慧眼早明了；

第三章 诊断须知——确诊病症下对药，必要检查不可少；

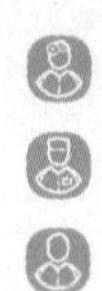

第四章 治疗疾病——合理用药很重要，综合治疗效果好；

第五章 康复调养——三分治疗七分养，自我保健恢复早；

第六章 预防保健——运动饮食习惯好，远离疾病活到老。

按照以上结构，作者根据在临床工作中的实践体会，和就诊时患者经常提出的一些问题，对100种常见疾病做了系统的介绍，内容丰富，深入浅出，通俗易懂。通过阅读，能使读者在自己的努力下，进行自我保健，以增强体质，减少疾病；一旦患病，以利尽早发现，及时治疗，早日康复，将疾病带来的损害降至最低限度。一书在手，犹如请了一位与您面对面交谈的专家，可以随时为您答疑解惑。丛书不仅适合患者阅读，也适用于健康人群预防保健参考所需。限于水平与时间，不足之处在所难免，望广大读者批评、指正。

编者

2015年10月

目录

第1章 疾病扫盲
——若想健康身体好，基础知识须知道

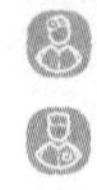

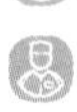

第1章

疾病扫盲

若想健康身体好，基础知识须知道

女性生殖系统的结构与功能

包括内生殖器和外生殖器。内生殖器由卵巢、输卵管、子宫和阴道组成，外生殖器即女阴。

（1）卵巢

卵巢是女性的生殖腺，其功能是产生卵细胞，分泌雌激素和孕激素。

①卵巢的位置和形态。卵巢左、右各一，位于盆腔侧壁、髂总动脉分叉处下方的卵巢窝内。卵巢呈扁卵圆形，略呈灰红色。卵巢可分为内、外两面，前、后两缘和上、下两端。上端与输卵管伞相触；下端借韧带连于子宫；前缘为卵巢系膜，连于子宫阔韧带后层，有血管、淋巴管和神经出入；后缘游离。卵巢的大小和形状随年龄而有差异，幼女时卵巢较小，表面光滑，性成熟期最大，以后由于多次排卵，卵巢表面形成许多瘢痕，变得凸凹不平。35 ~ 40 岁，卵巢开始缩小，50 岁以后逐渐萎缩。

②卵巢的结构和功能。卵巢表面覆有一层浆膜，为一层扁平或立方上皮。上皮深面为薄层致密结缔组织膜，称白膜。卵巢的实质分为皮质和髓质两部分。皮质位于白膜深面，较厚，内有许多不同发育阶段的卵泡；髓质位于卵巢中央，主要由富含血管的疏松结缔

组织构成。

卵泡的发育与成熟：初生时，两侧卵巢内约有 30 万 ~ 40 万个原始卵泡，自青春期始，在垂体促性腺激素的作用下，卵泡开始生长发育，每隔 28 天左右有一个卵泡发育成熟并排卵。根据卵泡发育的阶段可分为原始卵泡、生长卵泡和成熟卵泡。

原始卵泡：位于皮质浅层，体积小，数量多，由一个初级卵母细胞和围绕其周的一层扁平的卵泡细胞构成。卵泡细胞外层为较薄的基膜。

生长卵泡：卵泡中的初级卵母细胞逐渐增大，卵泡细胞不断分裂增殖为多层的立方上皮。在初级卵母细胞与卵泡细胞之间出现了一层厚度均匀的嗜酸性膜，称透明带。卵泡细胞通过透明带将营养物质输送给卵母细胞。卵泡细胞继续增殖，细胞间开始出现一些小腔，内含卵泡液。这些小腔随卵泡发育相继融合为一个大腔，称卵泡腔。这时的初级卵母细胞和其周围的卵泡细胞被挤到卵泡的一侧。初级卵母细胞体积变得更大，达 150 μm。紧靠初级卵母细胞的一层卵泡细胞呈高柱状排列，称放射冠。

卵泡生长的同时，其周围的结缔组织逐渐形成卵泡膜。卵泡膜内的细胞和卵泡细胞能分泌雌激素。

成熟卵泡：生长卵泡经过 10 ~ 14 天发育为成熟卵泡。此时，卵泡液激增，卵泡体积很大，直径可达 2cm，向卵巢表面凸起。初级卵母细胞已完成第一次成熟分裂产生一个大的次级卵母细胞和一个很小的细胞，叫第一极体。

排卵：在腺垂体分泌的激素影响下，成熟卵泡液剧增，突向卵巢表面的卵泡壁变薄后破裂，次级卵母细胞连同透明带、放射冠一起随卵泡液脱离卵巢，这一过程叫排卵。

一般情况下，每个排卵周期只有一个卵泡发育成熟并排卵，左、右卵巢交替进行。妇女一生中共排卵 400 ~ 500 个，其余卵泡都在不同的发育阶段退化形成闭锁卵泡或不能发育。排出的卵如在 24 小时内未能受精，次级卵母细胞即退化消失。

黄体的形成与退化：排卵后，卵泡壁塌陷，卵巢表面的破口很快修复。卵泡壁中的卵泡细胞和卵泡膜细胞增殖分化，形成一个富含血管的内分泌细胞团，新鲜时呈现黄色，称黄体。黄体分泌孕激素和少量雌激素。黄体是临时性内分泌腺，其存在的时间长短与受精有关。如卵细胞未受精，黄体仅维持 14 天左右即退化，称月经黄体；如卵细胞受精，黄体可维持 6 个月，直径可达 4cm，称妊娠黄体。黄体退化后由结缔组织替代，称白体。

（2）输卵管

输卵管是一对输送卵细胞的肌性管道，连于子宫底两侧。输卵管内侧端开口于子宫腔，外侧端开口于腹膜腔，全长由外向内可分为四部分。

①输卵管漏斗。为输卵管外侧端的膨大部分，其末端的开口称输卵管腹腔口。口的周缘有许多指状突起。称输卵管伞，覆盖在卵巢的上方。

②输卵管壶腹。粗长且弯曲，是卵细胞受精的部位。

③输卵管峡。细短而直，是输卵管结扎的部位。

④输卵管子宫部。为输卵管穿子宫壁的部分，以输卵管子宫口与子宫腔相通。

（3）子宫

①子宫的形态和分部。子宫是孕育胎儿的肌性器官，腔小壁厚。成人子宫呈前后略扁的倒置梨形，长约 8cm，宽约 4cm，厚约 2cm。

子宫分为三部分：子宫底是位于两侧输卵管上方的圆凸部分；子宫颈是子宫下端呈圆管状的部分，其下端伸入阴道的部分，称子宫颈阴道部；子宫体是位于子宫底和子宫颈之间的部分。

子宫的内腔狭小，分为上、下两部分。上部位于子宫体内，称子宫腔。子宫腔呈前后略扁的三角形裂隙，底朝上，两端通输卵管；尖向下，通子宫颈管。下部位于子宫颈内，称子宫颈管。子宫颈管的下口，称子宫口，通向阴道。未产妇的子宫口呈光滑的圆形，经产妇的子宫口变为不规则的横裂状。

②子宫的位置。子宫位于盆腔的中央，在膀胱与直肠之间，下端接阴道，两侧有输卵管和卵巢，临床上称子宫附件。子宫底位于小骨盆入口平面以下。成年人，正常子宫呈前倾前屈位。前倾是指子宫与阴道之间形成的向前的夹角，约呈直角；前屈是子宫体与子宫颈之间形成的钝角。

子宫的正常位置依赖于盆底肌的承托和韧带的牵引固定，重要的韧带如下。

子宫阔韧带：是位于子宫两侧至骨盆侧壁之间的双层腹膜皱襞。子宫阔韧带能限制子宫向两侧移动。

子宫圆韧带：呈圆索状，起自子宫侧缘上部，穿腹股沟管，止于大阴唇皮下，是维持子宫前倾的主要结构。

子宫主韧带：起于子宫颈，向外侧附于盆壁，是防止子宫脱垂的主要结构。

骶子宫韧带：起于子宫颈后面，止于骶骨，它有维持子宫前屈的作用。

③子宫壁的结构。子宫壁由内向外分为内膜、肌层和外膜。

子宫内膜：由单层柱状上皮和固有层构成。固有层内有单管分支状的子宫腺，丰富的血管和淋巴管，其中小动脉多弯曲成螺旋状，称螺旋动脉。

子宫内膜分为功能层和基底层。功能层较厚，位于浅层，自青春期起，此层出现周期性脱落并出血，形成月经；基底层较薄，位于深层，是增殖强的组织，可增生并修复功能层。

子宫肌层：为平滑肌，厚达 15mm，有较大的血管穿行。

子宫外膜：大部分为浆膜。

④子宫内膜的周期性变化。自青春期开始，子宫内膜的功能层在卵巢周期性分泌激素的影响下，每隔 28 天左右出现一次剥脱、出血和修复的过程，这种周期性的变化，称月经周期。月经周期可分为三期。

月经期：为月经周期的第 1 ~ 4 天。由于卵巢排出的卵未受精，黄体退化，血液中孕酮和雌激素迅速减少，导致子宫内膜功能层中的螺旋动脉持续收缩，功能层缺血，组织变性坏死。随后，螺旋动脉又短暂扩张，坏死的子宫内膜剥脱出血，经阴道流出体外，形成月经。月经期末，基底层增生修复子宫内膜。

增生期：为月经周期的第 5 ~ 14 天。此期内卵巢中又有一批新的卵泡生长发育，雌激素的分泌量随之逐渐增多。在雌激素的作用下，子宫内膜不断增厚到 3mm 左右，子宫腺和螺旋动脉增长并轻度弯曲。增生期末，卵泡成熟并排卵。

分泌期：为月经周期的第 15 ～ 28 天。此期排卵后出现黄体，子宫内膜在孕酮和雌激素的作用下继续增厚。子宫腺变得肥大而弯曲，管腔内充满含糖原等营养物质的分泌物。螺旋动脉更为弯曲蟠绕，并伸入内膜的表浅部，毛细血管扩张，内膜呈生理水肿。子宫内膜的上述变化，为受精卵的植入准备了适宜的条件。如卵未受精，黄体又退化，子宫内膜转入月经期。

（4）阴道

阴道是连于子宫与外生殖器之间的肌性管道，是女性的交接器官，也是排出月经和娩出胎儿的管道。

阴道分前、后两壁。前壁邻膀胱和尿道，后壁邻直肠，前、后壁常处于相贴状态。阴道上端宽大，包绕子宫颈阴道部，两者之间的环形凹陷称阴道穹，以后部最深，与直肠子宫陷凹之间仅隔阴道后壁和一层腹膜，临床上常于此处穿刺进行诊断和治疗。未婚女子阴道口周围有处女膜。处女膜破裂后，形成处女膜痕。

阴道的黏膜形成许多横形皱襞。黏膜表面为复层扁平上皮，上皮的形态也随月经周期发生变化。因此，对阴道脱落细胞的观察可以了解卵巢的功能状态。

（5）女阴

女阴包括：阴阜、大阴唇、小阴唇、阴蒂、阴道、前庭和前庭大腺。

雌激素的生理作用

（1）促进女性的生殖器官发育成长，特别是促使子宫内膜发生增殖期的变化，使内膜逐渐增厚。

（2）促进女性副性征（或第二性征）的出现，如乳腺发育，骨盆宽阔，声调较高，皮下脂肪较多等。

（3）促进阴道上皮增生、角化并合成大量糖原。糖原被乳酸杆菌分解为乳酸，具有一定的抗菌作用。

（4）其他。加速骨的生长、促进骺软骨愈合，促进蛋白质的全盛，促进肾对水钠的重吸收等。

孕激素的作用

孕激素又称孕酮，通常在雌激素作用的基础上发挥以下作用。

（1）促使子宫内膜出现分泌期的改变，内膜进一步增厚，腺体增生分泌，有利于受精卵着床。

（2）降低子宫平滑肌兴奋性，保证胚胎有一个较安静的环境。

（3）使子宫颈黏液分泌减少变稠，使精子通过。

（4）促进乳腺腺泡发育，为泌乳准备条件。

（5）促进机体产热，使基础体温在排卵后升高。

什么病症称为癌症

何谓癌症呢？简单地说，癌是机体在各种致癌因素的作用下，局部组织异常增生而形成的。癌细胞就是异常增生的细胞。正常的细胞增生是有限度的。由于自我控制机制被破坏，癌细胞可以无止境地增生。

癌的英文名字 Cancer，首字母大写意为星座中的巨蟹座。癌症与螃蟹有什么关系呢？“癌”是一种无规律的，没有明显界限的，像螃蟹一样的横行霸道，不受任何约束，任意繁殖，可向周围扩散，不管是硬如石的骨质，还是韧如牛皮的筋膜，都可以被这个号称螃蟹的“癌”侵犯损害。

引起癌症的原因

（1）外界致癌因素

化学致癌：如芳香胺类，亚硝胺类、砷、铬、镉、镍等。

物理致癌：如电离辐射、日光及紫外线照射等。

生物致癌：如病毒、寄生虫及慢性炎症刺激。

（2）内在致癌因素

遗传因素、种族因素、性别与年龄、激素因素、免疫因素等。

癌瘤的生长方式

（1）破坏性生长。癌瘤主要以浸润性的方式生长，癌细胞向周围正常组织的间隙、管道纵行或横行侵入生长，所以癌组织与正常组织分不清明显界限。这种生长方式有人称为“破坏性生长”。

（2）外生性生长。发生在皮肤或管腔里层的癌瘤多向体表或腔内生长，所以，有的是突起肿物，这种方式就叫作“外生性生长”。

什么是癌的转移

所谓转移是指恶性瘤细胞从原发瘤脱落后，通过各种途径抵达不相连续的部位，并继续生长形成新的同样性质的继发瘤。恶性肿瘤的这种特性，应该称为扩散。扩散应包括浸润和转移，因为转移必先有浸润，所以转移又是浸润的严重后果。恶性肿瘤通过淋巴道、血行、种植等方式转移。

癌症转移的因素

癌症转移的主要因素有以下 4 个方面。

（1）癌组织的分化程度。一般癌症的分化程度越低，浸润性越明显，转移发生也越早。

（2）被转移器官的特点。癌症一般容易转移到血液供应丰富的器官，如骨骼、肝脏、肺、脑。

（3）对原发癌的机械刺激。对恶性肿瘤所形成的癌肿，尤其是对血管丰富的肉瘤做过多的按摩及一些不必要的检查措施（如穿刺检查）可使癌细胞进入血液系统，有增加转移的危险。

（4）机体的状态。患者的一般状况差，或者免疫功能低下，都能增加癌症转移的机会。

继发癌转移是怎么回事

癌细胞从原发部位脱落下来，通过各种渠道到达机体其他部位，并在那里生长繁殖，形成一个相同的肿瘤，这一过程就是令千百万癌症患者为之色变的癌转移。这种在新的部位所形成的肿瘤，名为转移癌或继发癌。

癌转移之所以可怕，在于其转移途径很多，使人防不胜防。淋巴道转移是常见的一种方式。癌细胞首先侵入淋巴管，沿着淋巴液流动方向进入淋巴结，在那里站稳脚跟后，又会进入相邻淋巴结或再次脱落下来进入其他器官，形成新的转移灶。肉瘤细胞则沿血道转移，进入血管后，随血流到达其他部位。由于血管四通八达，血流转移往往是多发性的，形成多个肿块，边缘也比较清楚。种植性转移多见于内脏的恶性肿瘤。瘤细胞在脏器的外表面脱落下来，贴附在邻近的器官表面长成大小不等的瘤结节。接触性转移比较少见，只有两个紧密接触的脏器才会发生。

癌一旦转移，患者就失去了根治的机会，因此预防癌转移，对于患者来说具有重要意义。

预防癌转移，首先应着眼于消除一些促使癌细胞发生转移的因素，如已经患上恶性肿瘤，应竭力避免刺激它，不要经常触摸、挤压肿块，更不能对其进行热敷和理疗，以免促使癌细胞脱落。其次应防止血液黏稠，阻止癌细胞在血液或淋巴液中停凝下来形成转移灶。而更重要的方式是增强机体的免疫力，保障免疫监视系统正常运行，以使机体主动消灭转移的癌细胞。

什么是交界瘤

处于良恶性之间的肿瘤难以确定是真正的良性还是恶性，这第三种肿瘤，人们称之为“中间性肿瘤”“交界性肿瘤”“境界瘤”“潜在恶性瘤”“半恶性肿瘤”等，较多称之为“交界瘤”。

交界瘤主要有以下3个特点。

（1）肿瘤细胞的形态介于良性、恶性之间，因此在病理学上的诊断存在分歧，临床上可形成持相反意见的两派，这正是它分化不典型的特性所在。

（2）生长方式上有局部扩散的倾向，常规按良性肿瘤做局部切除后往往容易局部复发，但却不发生转移，或极少有转移，或即使出现局部转移，仍然进展缓慢，对患者威胁不大。

（3）细胞形态和它的实际表现不相符。细胞形态属良性时，实际表现有局部扩散或偶有转移。或者细胞形态符合恶性，但没有明显的扩散转移等恶性表现。

良性肿瘤对人体有什么影响

（1）阻塞、压迫局部。

（2）内分泌腺的良性肿瘤，常引致激素过量分泌，进而影响全身状况。

（3）少数良性肿瘤可发生恶变。

恶性肿瘤对人体的危害

（1）阻塞和压迫。这一点和良性肿瘤相似，不过恶性肿瘤的阻塞压迫发展迅速，程度也高，如食管癌癌肿可以堵塞食管，造成患者吞咽困难。

（2）破坏所在器官的结构和功能。如肝癌由于肝细胞破坏和肝内胆管阻塞，可引起全身性黄疸。

（3）侵袭破坏邻近器官。如食管癌可穿透食管壁，侵犯食管前面的气管，形成食管－气管瘘；吞咽时，食物落入气管内，引起咽下性肺炎。

（4）坏死、出血、感染。恶性肿瘤生长迅速，癌组织常常因为供血不足而发生坏死，如果癌变组织侵犯血管，可引起出血，如鼻咽癌患者往往有鼻衄（即鼻出血）；肺癌患者常常合并肺部感染。

（5）疼痛。由于癌组织压迫或侵犯神经，可引起相应部位的疼痛，如晚期肝癌、胃癌都有剧烈疼痛。另外，癌症继发感染后，也可以引起疼痛。

（6）发热。肿瘤组织的代谢产物、坏死组织的分解产物以及继发的细菌感染，都可以引起癌症患者发热，一般表现为中低度热。

（7）恶病质。恶病质也有人称为“恶液质”，是指机体严重消瘦、无力、贫血和全身衰竭的状态，它是癌症患者死亡的重要原因。

癌症如何根据患者全身情况分期

（1）早期。全身一般情况正常，患者多无症状，照常参加正常劳动，癌肿体积小，仅限于患病器官某一部分，大多是在进行健康检查或肿瘤普查时发现，而患者并无主诉。

（2）中期。全身一般情况较差，患者已有症状，但尚可参加一些劳动。肿瘤瘤体较大，有的已超出患病器官，对邻近组织有不同程度侵犯，出现区域外的淋巴结受累，但尚无远处转移。

（3）晚期。全身情况差，患者症状明显，体力不支。肿瘤范围广泛，并已有远处转移的迹象。

原发癌是怎么回事

原发癌是原来正常组织和器官的正常细胞，在各种内外致癌因素的长期作用下，逐渐转变为癌细胞，进而形成癌细胞团块，即“原发癌”，或称“原发性恶性肿瘤”。

原发癌占临床恶性肿瘤的主要部分，人体除指（趾）甲和毛发外，几乎各个部位、所有器官和组织都可以发生原发性癌。

复发癌是怎么回事

复发癌是指原发癌经治疗消退后，在原发癌所在的器官上又长出新的癌瘤，所长出的新癌瘤称为复发癌。

癌症复发的原因是多方面的，其中最主要的因素是原发癌治疗不彻底。如手术未切除干净、放疗或化疗不彻底，这时表面上癌肿消失，但还残存有一些癌细胞，这些残存的癌细胞在一定内外诱因的作用下可引发癌症的复发。例如，生育期的女性癌症患者若痊愈后身体未得到充分彻底的康复就结婚怀孕，怀孕对患者精神、体力都是一种很大的消耗，同时引起体内内分泌的变化，这些情况都能降低身体的免疫力，使残存的癌细胞有机可乘，增加复发的机会。

肿瘤能否遗传

临床上观察，常见到癌症患者的后代患癌率比一般人群高一些。如胃癌患者的子女得胃癌的机会比一般高 4 倍；母亲患乳腺癌的女儿乳腺癌的发生率也较高。其他常见的还有食管癌、肝癌、鼻咽癌、结肠癌等。如家庭性结肠息肉病，受遗传因子控制出现家庭成员多发，这种患者有 50% 的病例在 30 岁以后发生恶性变，转变成结肠腺癌，平均死亡年龄为 40 岁，比一般结肠癌患者发病年龄早 15 ~ 20 年；这是一种癌症的间接遗传方式，即这种遗传病在将来 50% 成为癌症，所以说癌症是可以遗传的。

比一般人易患癌症的人群有哪些

（1）嗜烟者。开始吸烟的年龄越小，时间越长，量越大，患癌的可能性则越大。烟草中的致癌物质是 3,4– 苯并芘，致癌性相当强。嗜烟者容易患肺癌、喉癌、鼻咽癌、胃癌、膀胱癌和肾癌。

（2）肥胖。肥胖者比一般人更易患大肠癌、子宫颈癌、乳腺癌。

（3）具有不良饮食习惯的人。经常吃高脂肪饮食，食物过于精细、很少吃蔬菜和水果，或喜爱并常吃腌制食品、熏烤食品、过烫过热的食品、腌渍不透的蔬菜等易患肠癌、食道癌、口腔癌、肝癌。

（4）乙型肝炎患者。乙肝患者变成慢性，比一般人容易发生肝癌。

（5）胃病患者。如胃溃疡、慢性胃炎患者与致癌的化学物质接触者，比较容易引起胃癌。

（6）长期与某些能致癌的化学物质接触者。如煤焦油、煤烟和石蜡、矿物油、石棉、砷、杀虫剂、铬、铬盐和镍等易患癌。

（7）长期与放射性物质密切接触者。主要是指与X线、放射性同位素等密切接触，而且个人防护做得不够的人，患血癌的可能性比一般人要大。

（8）长期精神高度紧张或长期精神压力大、情绪消沉者，患癌的可能性增大。

（9）具有某些癌症家族史者。一些癌具有一定的遗传倾向，如视网膜细胞癌、乳腺癌、胃肠道癌和食道癌等，和这些癌症有血缘关系的家属更应警惕癌症。

（10）平素无病，身体健壮者。有学者研究证明，癌症也可能发生在身体健康的人身上。但究竟什么原因，尚待进一步研究。

为何癌症会出现性别差异

（1）生理结构差异。比如喉癌 90% 发生在男性，可能与男性声带位置较低，易受食物污染和刺激有关。

（2）生活方式差异。至少在中国，嗜烟酗酒者多为男性，两者均能诱发癌症。

（3）工作差异。一般男性活动范围较大，从事有可能接触致癌因素工种的机会较多，如采矿、石油化工等。

（4）性格差异。相对而言，男子性格外向者居多，社会活动也较多，更容易受到一些精神因素的影响和刺激。

（5）内分泌差异。比如乳腺癌和子宫颈癌都认为与雌激素有关。

癌症患者为何老年人居多

在癌症患者中，60% 以上是老年人。导致这种现象主要有以下几种因素。

（1）人体进入老年后，其协调机能的衰退和失调是容易患癌症的重要原因。

（2）随着年龄的增高，人体的免疫监视功能下降，例如在细胞免疫反应中起重要作用的T淋巴细胞，到了老年，其在血液循环中的绝对数目明显减少。反映细胞免疫功能的淋巴细胞转化率自50岁起也不断减弱，随着年龄的增长，对肿瘤起抵抗和防御作用的免疫力逐渐降低。

（3）老年人与致癌环境接触较多。现代科学已经证明，癌症的病因，80%以上是化学致癌物质引起的，年龄越大，与环境中的致癌物质接触的机会也就越多。在生活工作中，致癌因子作用于人体后，往往经过一个漫长的过程才发病。如：经常与煤焦油、沥青接触的工人，发生皮肤癌的“潜伏期”，一般为20年。

什么是多阶段致癌学说

癌症发病原因可谓众说纷纭，多数专家认为比较成熟的是多阶段致癌学说。

第一阶段：即有一些有毒物质污染了你所吃的食物或被吸入体内，例如：黄曲霉素、亚硝胺、香烟中的煤焦油、自由基等。这些物质作为起动剂使细胞基因中的脱氧核糖核酸（DNA）活化，发生突变，使细胞变成静止型的或潜伏的癌细胞，这是第一个阶段，即起动阶段。要使这一阶段逆转不太容易，只有将起动剂解毒或排泄出体外，才能避免突变。

第二阶段：促癌阶段，是使潜伏的癌细胞变成肿瘤细胞而发生癌症。这一阶段是可以逆转的，而且时间很长，有时需要几十年。影响致癌的因素有促癌因素，如长期不更换的炸油条的油中所含的3,4-苯丙芘、糖精、高脂肪膳食、营养不良、免疫功能低下等，能使潜伏的癌细胞变成肿瘤细胞。防止潜伏的癌细胞变成肿瘤细胞的保护因素有：膳食中富含胆固醇，优质蛋白质，维生素A、维生素C、维生素E，胡萝卜素与微量元素可使潜伏癌细胞的DNA被修复，抑制肿瘤的发生。

人们的生活方式与癌症有什么关系

有人统计，在当前癌症所造成的死亡人数中，其发病原因35%主要与经常吸烟、饮酒（指饮过量烈性酒）有关，45%主要与饮食营养因素有关（指热量过多、脂肪摄入过多、肥胖，特别是体重超过180kg以上者，及植物纤维、维生素A摄入不足等）；5%与长期接触致癌物质有关；3%与电离辐射有关；2%与良性病变有关；1%与医药有关；其他因素还有感染、性行为等。

临床常见的生活方式导致癌症的原因如下：食物致癌；食物中

亚硝胺类物质致癌；食物中霉菌致癌；食物添加剂致癌；蕨菜致癌；营养致癌；吸烟致癌；饮酒致癌；饮水中某些物质致癌；大气致癌；杀虫剂致癌；药物致癌；不良性行为；各种感染。

对癌症患者是否需要保密

从减轻患者的思想负担，减少自我抗拒能力的衰退出发，对癌症患者的适时保密是有必要的。我们着重要讨论的是另一面，即将这一秘密主动告诉患者，而不是尽可能地对患者形成“隔音屏障”。主张向患者说出实情的目的，归结为一点就是：为了患者本身的利益，为了配合治疗。

对于一些治愈率很高的癌症，如宫颈癌、白血病、皮肤癌、膀胱癌、阴茎癌等，和处于早期阶段的所有恶性肿瘤，它们的治疗效果本身较理想，治愈率高，癌症本身不一定对人体的生命产生威胁，那么，何苦要对患者保密呢？这时，一要科学而客观地向患者解释病情，二要积极治疗。这种情况下让患者知道病情，一是可消除不必要的紧张气氛，避免周围的紧张空气形成对患者的思想压力；二是患者知道实情后，可以按照医生的要求主动地配合治疗及治疗后的康复工作。患者无知、盲目的恐惧、精神上的崩溃等待死亡，与患者了解病情、充满信心地主动配合治疗而战胜病魔，两种状态可以产生两种决然不同的效果，后者明显有利于治疗疾病。

女性生殖道肿瘤中的“沉默杀手”——卵巢癌

卵巢恶性肿瘤是女性生殖系统常见的肿瘤之一，发病率仅次于宫颈癌与子宫体癌，占妇科恶性肿瘤的第3位。但由于卵巢肿瘤深居盆腔，起病隐匿，初期症状不明显，往往被忽视，因此绝大多数的卵巢癌确诊时已属于晚期，仅有少数的卵巢癌被早期发现。卵巢癌的5年生存率仍徘徊在30%左右，死亡率超过宫颈癌和子宫体癌之和，占妇科肿瘤的首位，又称“妇科恶性肿瘤之王”。

因卵巢癌早期没有特殊症状，至今也没有一种有效的手段帮助人们早期检测到卵巢癌的存在，有人将其称作“沉默杀手”或“冷面杀手”。其实卵巢癌有时还是有些先兆的，主要包括：持续腹胀、胃肠不适、进食困难或者极易有饱食感、尿频或尿急、腹部或盆腔疼痛。女性如果突然连续2周以上每天出现上述症状中的一种或几种，就应尽早向医生咨询，以排除患卵巢癌的可能。现今卵巢癌的筛查仍不是很成熟。但是对于高危人群的定期检查，尤其是去经验丰富的正规医院妇科进行体检可以帮助我们尽早发现问题。卵巢癌高危人群主要包括50岁以上的绝经女性；未婚或晚婚、不育或少育、不哺乳的女性；使用促排卵药物的不孕症者；喜欢吃高脂肪、高蛋白、高热量饮食的女性；有遗传性卵巢癌家族史的女性，有乳腺癌家族史者等等。高危妇女最好每半年检查一次，以期早期发现卵巢病变。对于检查发现所有卵巢有实性成分的肿块，或大于5cm的囊肿，应立即进行手术切除；对于月经初潮前和绝经后妇女，有卵巢囊性肿物，应考虑为肿瘤。生育年龄妇女有小的附件囊性肿块，观察3个月经周期未见缩小者考虑为肿瘤，观察期间增大者随时手术；对于盆腔炎性肿块，尤其怀疑盆腔结核或子宫内膜异位性包块经治疗无效，不能排除肿瘤时应手术探查。

卵巢疾病复杂多变，很多卵巢肿物，只有经过手术后病理检查才能确定良、恶性，因此对于卵巢肿物，无论囊性或实性肿物，切勿掉以轻心，以免延误早期卵巢癌的最佳治疗时机。对于常见卵巢病变，如卵巢囊肿，不能轻易判定是良性病变，必须到正规医院就诊，经过系统检查排除恶性可能后，再进行进一步治疗。期间应尽量避免穿刺，并且卵巢肿瘤应该尽量完整切除进行快速病理检查。如果证实为恶性则需要进行规范化治疗。

大多数卵巢癌患者经过规范化治疗，可以获得满意的治疗效果，甚至治愈。手术联合化疗是治疗卵巢癌的主要手段。初次手术是卵巢癌诊断和治疗的基础和关键，卵巢癌手术涉及腹腔内多个脏器，技术要求复杂难度较大，而手术满意减瘤成为患者获得满意疗效的基石。而卵巢癌的二次或三次手术所面临的难度和风险更高。手术后应针对不同的病理类型和不同的分期以及个体差异制定相应的化疗方案和化疗疗程，而且需要根据化疗中检测的情况进行随时调整。对于因自身情况不能手术的晚期卵巢癌患者可以给予一定疗程的新辅助化疗，而后获得手术机会，因此，对于某些发现时已属晚期的卵巢癌患者来说，切不可轻言放弃。

卵巢癌的诊断和治疗是一项长期的系统的工程，需要医生患者和家属的共同努力和奋斗才能达到预期目的。

安吉丽娜·朱莉切除乳腺之后为何又要切输卵管

输卵管不分泌激素，在生育中起到输送卵子和受精率的作用，如果切除两侧输卵管以后，必然不能自然受孕，但是可以通过辅助生育的方式来受孕。切除输卵管有些人认为会影响卵巢的血运，但是目前研究的结果不一，有的研究也是认为对卵巢没有影响的。

预防性切除输卵管这是一个新的理论和临床实践，有不少医生可能也没有了解到这一新知识，对于我们临床实践而言，大概有两方面建议可以提供给患者的。

如果有家族性的卵巢癌和乳腺癌高危，可以考虑进行 *BRCA1* 或 *BRCA2* 检测。

如果有其他疾病需要进行腹腔内手术的时候，比如需要切除子宫的时候，可以同时考虑进行输卵管切除。

医学始终是一个时刻在不停进步的学科，朱莉如果在 10 年前，就不会去考虑单纯做输卵管切除的问题,而是会做输卵管卵巢切除了。

认识家族遗传性卵巢癌

上皮性卵巢癌是妇科恶性肿瘤中死亡率最高的肿瘤。近年来它的发病率呈逐渐增高的趋势。美国癌症协会的最新统计资料预测，2010 年美国的卵巢癌新发病例数约为 21880 例，死亡病例数约为 13850 例。中国上海市疾控中心最新发布的 2007 年统计资料显示卵巢癌首次进入女性恶性肿瘤发病率的前十位，发病率为 5.63/100000，死亡率为 2.24/100000。卵巢癌的发病多为晚期，病情重，预后差，成为严重危害女性健康的杀手。肿瘤学家们经过多年的研究，发现

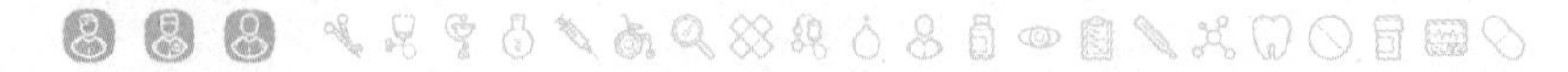

卵巢癌不是完全不可预测，不可预防和早期干预的。除了散发性卵巢癌外，有一种家族遗传性乳腺癌/卵巢癌综合征已经逐渐被揭开了神秘的面纱。研究表明，大约有5%的乳腺癌患者和10%的卵巢癌患者呈现家族遗传性乳腺癌/卵巢癌综合征。这些患者表现为发病年龄早，病理类型主要为浆液性乳头状囊腺癌，预后较好。肿瘤抑制基因*BRCA1*和*BRCA2*的突变率和患癌风险较散发病例显著增加。

在探讨如何诊断这些高危患者和如何预防治疗这些高危患者发生卵巢癌之前，我们需要先了解一下*BRCA1*和*BRCA2*基因。*BRCA1*是一个与家族遗传性卵巢癌发病密切相关的抑癌基因。

流行病学研究显示无*BRCA*突变的女性一生中患卵巢癌的概率为1%～2%，而有*BRCA1*突变的女性一生的患病风险为21%～51%，有*BRCA2*突变的女性一生的患病风险为11%～17%。因此有必要对高危人群进行*BRCA*基因的检测。

如何筛查和诊断家族遗传性卵巢癌

从卫生经济学角度，目前尚无研究支持在普通人群中进行卵巢癌的筛查。美国在卵巢癌的筛查中指出，不推荐常规筛查，但是对于高危患者，如有卵巢癌、乳腺癌的家族史，或者有*BRCA*突变者建议可从35岁开始每6个月进行盆腔检查、经阴道超声检查和血清癌抗原CA125的检测。

家族遗传性乳腺癌/卵巢癌综合征的诊断首先要进行家族史的调查，通常需要描绘一张患者家族的家系患病图谱。这些家族中近亲有患乳腺癌、卵巢癌或其他相关癌症；或绝经前患乳腺癌；或患者同时患多个相关的肿瘤，如乳腺癌、卵巢癌；或有男性乳腺癌；或有德系犹太人血统。这些高危家族成员应该接受筛查。

其次是进行血液标本的基因检测，如*BRCA1*和*BRCA2*。如果检测结果有一项为阳性就可以诊断为家族遗传性乳腺癌/卵巢癌综合征。其他的家族成员也可以进行检测以便判断是否为基因突变的携带者。由于现有的基因检测技术无法检测到所有的突变或其他的相关基因，因此阴性检测结果也不能完全排除该诊断。

目前国外医疗机构如美国M.D. Anderson癌症中心已开展家族遗传性乳腺癌/卵巢癌综合征的遗传咨询和基因检测，但费用较高。国内有资质的公司也已经开展这项检测，除*BRCA1*和*BRCA2*外，还可检测其他常见突变基因类型。如患者有需要，可到门诊申请该项检查。

如何预防家族遗传性卵巢癌

（1）口服避孕药物预防卵巢癌。Cibula 等对多项队列和病例对照研究分析显示，口服避孕药会显著减少卵巢癌的发生，而且保护作用随着服用时间的延长而增加，服用 5 年卵巢癌的风险降低 20%。这种保护作用不受是否有 *BRCA1* 和 *BRCA2* 基因突变的影响，因而可以作为年青的 *BRCA* 突变携带者的化学预防。口服避孕药还可以减少 50% 子宫内膜癌的患病风险，但在长期服用者中发现乳腺癌和宫颈癌的发病风险增加。

（2）对于已经生育的家族遗传性乳腺癌 / 卵巢癌综合征患者行预防性双侧卵巢、输卵管切除术，但这项措施不能预防腹膜癌的发生。

如何治疗家族遗传性卵巢癌患者

（1）化疗。铂类化疗药物通过与 DNA 交叉联结导致 DNA 复制障碍，而 BRCA1 和 BRCA2 参与了 DNA 的修复过程。体外研究显示 *BRCA* 突变的细胞对顺铂及卡铂的敏感性增加。临床研究显示 *BRCA* 突变的上皮性卵巢癌对一线铂类化疗的反应率较非 *BRCA* 突变组高。妇科肿瘤学家在临床研究中发现 *BRCA* 突变者对铂类的敏感性高而对紫杉醇相对不敏感，因而提出对有 *BRCA* 突变的上皮性卵巢癌患者的一线化疗不必加用紫杉醇。而对于复发的卵巢癌患者，铂类加紫杉醇联合化疗的无进展生存和总体生存较铂类单药的疗效高，机制研究可能与 *BRCA* 亚效等位基因的再表达有关。

（2）PARP（聚腺苷酸二磷酸核糖转移酶）抑制剂。遗传性 *BRCA1* 基因突变所致的 DNA 修复缺陷为治疗提供了另一个方案，即 PARP 抑制剂。PARP 参与了单链 DNA 断裂的细胞信号传导和 DNA 的修复过程。PARP 的抑制导致生理性单链 DNA 断裂的累增，最终导致在 DNA 复制时双链断裂。由于 *BRCA* 基因缺陷细胞的双链断裂同源修复途径异常，实验研究表明 *BRCA* 缺陷细胞的染色体不稳定性、细胞周期停滞和凋亡率较野生型增加。PARP 抑制剂治疗使细胞停止在 G2 期，后细胞可发生凋亡。研究发现 *BRCA* 缺陷细胞对 PARP 抑制剂比 DNA 交联化疗药物治疗更敏感。PARP 抑制剂在 *BRCA* 突变的复发性卵巢癌的 Ⅰ 期和 Ⅱ 期临床试验初步结果令人振奋。Fong 等在新英格兰杂志上报道 16 例 *BRCA* 突变的卵巢癌患者采用 PARP 抑制剂治疗，其中多数患者为铂类耐药者，50%（8/16）取得了完全或部分缓解，1 例疾病稳定，6 例取得肿瘤指标的生化缓解。Audeh 等报道 PARP 抑制剂 Olaparib （AZD2281）治疗的结果显示 57 例 *BRCA* 突变的卵巢癌患者（其中 42 例为铂类耐药）中，完

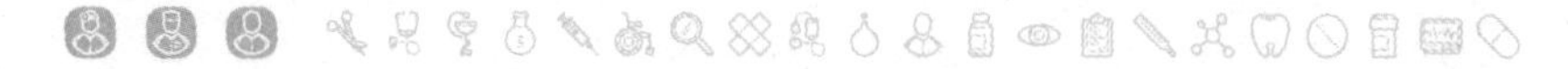

全缓解或部分缓解率为25%，32%的患者疾病稳定。而且治疗反应不受铂类药物的敏感性影响。目前，PARP抑制剂在上皮性卵巢癌和*BRCA*相关的乳腺癌患者中的临床试验正在进行中。如果该药物的进一步研究结果继续显示高效低毒，该药物极有可能进入*BRCA*相关的上皮性卵巢癌一线治疗的随机对照试验。

正确全面认识卵巢癌

卵巢位于子宫底的后外侧，与盆腔侧壁相接，靠相关的韧带固定，卵巢作为女性的性腺，其主要功能：一为产生卵子并排卵，体现其生殖功能；另一为合成并分泌性激素，如雌激素、孕激素、雄激素等20多种激素和生长因子，控制着人体骨骼、免疫、生殖、神经等系统的多个部位，在女性的生命活动中占有重要地位。但卵巢发生病变，特别是恶性病变，将给女性带来深重的灾难。

卵巢癌是女性生殖器官常见的三大恶性肿瘤之一。卵巢恶性生殖细胞肿瘤的死亡率为10%，卵巢恶性上皮性肿瘤的五年生存率徘徊在30%～40%，死亡率占各类妇科肿瘤的首位，对妇女生命健康造成严重威胁。为此我们需要了解卵巢癌的相关基础知识。

（1）卵巢癌的病因及相关发病因素。未产、不孕、初潮早、绝经迟是卵巢癌的危险因素。这可能是持续排卵使卵巢表面上皮不断损伤与修复，修复过程中卵巢表面上皮细胞可能发生突变，增加卵巢上皮包涵囊肿的机会，从而诱发卵巢癌的发生。

相关研究表明，有遗传性卵巢癌及乳腺癌家族史的女性，有遗传性非息肉性结肠癌家族史女性，是卵巢癌的易患人群。

（2）卵巢癌组织学病理类型。卵巢组织成分复杂，是全身各脏器原发肿瘤类型最多的器官，不同类型卵巢肿瘤的组织结构和生物学行为及好发年龄都存在较大差异，组织类型繁多。主要可见的组织病理学分型可有。

①卵巢上皮性肿瘤。好发于50～60岁妇女，其恶性类型占卵巢恶性肿瘤的85%～90%，恶性卵巢上皮性肿瘤主要包括浆液性囊腺癌、黏液性囊腺癌、卵巢子宫内膜样癌。

②卵巢生殖细胞肿瘤。多见于30岁以下的年轻女性，好发于儿童及青少年。为来源于生殖细胞的一组卵巢肿瘤，占卵巢肿瘤的20%～40%。

③卵巢性索间质肿瘤。来源于原始性腺中的性索及间质组织，占卵巢恶性肿瘤的5%～8%，此类肿瘤常有内分泌功能，故又称功能性卵巢肿瘤。

④转移性肿瘤。原发部位多为胃肠道、乳腺及生殖器官。

（3）临床表现。由于卵巢位于盆腔深部，早期常无症状，可在妇科检查时发现，主要症状为腹胀、腹部肿块、腹水及胃肠道症状。卵巢恶性肿瘤生长迅速，容易扩散，往往在妇科检查时偶然发现，或待肿瘤生长到一定大小超出盆腔以外，腹部可扪及时，或出现并发症时才被发现，就医时往往已属晚期。

卵巢癌的症状可因肿瘤的大小、组织学类型、发生时间、有无并发症而有所不同。由于肿瘤生长迅速，短期内可有腹胀，腹部肿块及腹水。肿瘤小的只有在盆腔检查时才能发现，肿块逐渐长大超出盆腔时，腹部可以触到肿块。肿瘤若向周围组织浸润或压迫神经，可引起腹痛、腰痛或下肢疼痛；若压迫盆腔静脉，出现下肢浮肿；若为功能性肿瘤，产生相应的雌激素或雄激素过多症状。晚期可表现消瘦、严重贫血等恶病质征象。

（4）卵巢肿瘤的转移途径及分期。卵巢恶性肿瘤的转移特点是外观局限的肿瘤，可在腹膜、大网膜、腹膜后淋巴结、横隔等部位有亚临床转移。主要通过直接蔓延及腹腔种植，瘤细胞可直接侵犯包膜，累及邻近器官，并广泛种植于盆腹膜及大网膜、横隔、肝表面。淋巴道也是重要的转移途径，有三种形式。

①沿卵巢血管经卵巢淋巴管向上到腹主动脉旁淋巴结。

②沿卵巢门淋巴管达髂内、髂外淋巴结，经髂总至腹主动脉旁

淋巴结。

③偶有沿圆韧带入髂外及腹股沟淋巴结。

横隔为转移的好发部位，尤其右膈下淋巴丛密集，故最易受侵犯。血行转移少见，晚期可转移到肺、胸膜及肝。

恶性肿瘤分期的手术病理分期如下。

Ⅰ期：肿瘤局限于卵巢。

ⅠA：肿瘤局限于一侧卵巢，包膜完整，卵巢表面无肿瘤；腹腔积液中未找到恶性细胞。

ⅠB：肿瘤局限于双侧卵巢，包膜完整，卵巢表面无肿瘤；腹腔积液中未找到恶性细胞。

ⅠC：肿瘤局限于单侧或双侧卵巢并伴有如下任何一项：包膜破裂；卵巢表面有肿瘤；腹腔积液或腹腔冲洗液有恶性细胞。

Ⅱ期：肿瘤累及一侧或双侧卵巢，伴有盆腔扩散。

ⅡA：扩散和（或）转移至子宫和（或）输卵管。

ⅡB：扩散至其他盆腔器官。

ⅡC：ⅡA或ⅡB，伴有卵巢表面有肿瘤，或包膜破裂，或腹腔积液或腹腔冲洗液有恶性细胞。

Ⅲ期：肿瘤侵犯一侧或双侧卵巢，并有组织学证实的盆腔外腹膜种植和（或）局部淋巴结转移；肝表面转移；肿瘤局限于真骨盆，但组织学证实肿瘤细胞已扩散至小肠或大网膜。

ⅢA：肉眼见肿瘤局限于真骨盆，淋巴结阴性，但组织学证实腹腔腹膜表面存在镜下转移，或组织学证实肿瘤细胞已扩散至小肠或大网膜。

ⅢB：一侧或双侧卵巢肿瘤，并有组织学证实的腹腔腹膜表面肿瘤种植，但直径≤2cm，淋巴结阴性。

ⅢC：盆腔外腹膜转移灶直径>2cm，和（或）区域淋巴结转移。

Ⅳ期：肿瘤侵犯一侧或双侧卵巢，伴有远处转移。有胸腔积液且胸腔肿瘤细胞阳性为Ⅳ期；肝实质转移为Ⅳ期。

（5）正确全面认识卵巢癌的治疗。卵巢癌的治疗应该以手术和化疗为主，结合其他的治疗。

①卵巢上皮性癌。手术是治疗卵巢上皮性癌的主要手段。应根据术中探查及冰冻病理检查结果，决定手术范围。卵巢上皮性癌第一次手术彻底性与预后密切相关。

术中不能明确诊断者，应将切下的卵巢肿瘤送快速冰冻组织病理学检查，进行确诊。手术可通过腹腔镜或剖腹进行。术后应根据卵巢肿瘤的性质，组织学类型，手术–病理分期等因素来决定是否进行辅助治疗。可行剖腹探查及腹腔镜下探查两种手术方式，不同病理组织类型及分期的肿瘤可有不同的手术方案及原则。

早期Ⅰ期，卵巢上皮性癌应行全面确定分期的手术，分期手术的内容包括：盆腹腔腹膜表面探查；横隔、左右腹腔及盆腔冲洗液进行细胞学检查；横结肠下大网膜切除；盆腔及腹主动脉旁淋巴结选择性切除；可疑病灶或肿瘤粘连处组织学检查；膀胱反折、左右结肠旁沟、直肠子宫陷凹及左右盆壁处腹膜的随机活检；全子宫和双附件切除（卵巢动脉高位结扎）；黏液性肿瘤应行阑尾切除。

一般认为，对于上皮性卵巢癌行保留生育功能（保留子宫和对侧附件）的手术应是谨慎和严格选择的，必须具备以下条件：患者年轻，渴望生育；ⅠA期；细胞分化好；对侧卵巢外观异常，剖探阴性；若对侧卵巢外观正常，则不必剖视；有随诊条件。也有主张完成生育后视情况再行手术切除子宫及对侧附件。

晚期Ⅱ～Ⅳ期，卵巢癌应行肿瘤细胞减灭术，术式与全面确定分期的手术相同，尽最大可能切除卵巢癌的原发灶和转移灶，使残余肿瘤直径＜1cm，但最好应达到无肉眼残留，必要时可切除部分肠管或脾脏等。对手术困难者可在病理学确诊后先行1～2个先期化疗后再行手术。

化疗药物治疗为主要的辅助治疗，卵巢上皮性癌对化疗较为敏感，常见的化疗方案：TC（紫杉醇＋卡铂）、TP（紫杉醇＋顺铂）、PC（顺铂＋环磷酰胺）方案。术后可杀灭残留癌灶，控制复发。对于无法行手术的晚期患者，化疗可使肿瘤缩小，为手术创造条件。

对于早期卵巢癌，经过全面分期手术，组织病理学证实的ⅠA和ⅠB期，高分化患者可以不必化疗；中分化者可以观察，也可以根据患者意愿进行化疗。除此之外，所有ⅠC期、低分化，以及透明细胞癌、癌肉瘤等预后不良的组织病理类型的患者均应进行化疗，疗程3～6个。

而对于晚期的卵巢癌，通常认为至少给予6个疗程，这是基本的疗程，如果合并有一些高危因素，常会再加上3个疗程，因此对于大多数晚期卵巢癌来讲，通常需要9个疗程的化疗，初次手术不彻底的Ⅱ～Ⅳ期患者，如果评估有无法切除的残存病灶，可以化疗3～6疗程后进行彻底的肿瘤细胞减灭术。化疗的效果目前来讲有两个标准，第一是第一疗程后CA125的水平下降一半，第二是2～3个疗程后CA125能够降至正常，如果能够达到以上的效果，通常患者可以获得较好的结果。

②恶性生殖细胞肿瘤。由于绝大部分恶性生殖细胞肿瘤患者是希望生育的年轻女性，常为单侧卵巢病变，并且对化疗敏感，手术的基本原则是无论其级别早晚，只要对侧卵巢和子宫未受肿瘤累及，均应保留生育功能的手术，仅切除患侧附件。

化疗：根据肿瘤分期、类型和肿瘤标记物的水平，术后可采用3～6个疗程的联合化疗。常见的化疗方案：BEP（博来霉素＋依托

泊苷＋顺铂）、BVP（博来霉素＋长春新碱＋顺铂）、VAC（长春新碱＋放线菌素＋环磷酰胺）

③索间质细胞肿瘤。Ⅰ期的卵巢性索间质肿瘤肿瘤希望生育的年轻患者，可考虑患侧附件切除术，保留生育功能，但应进行全面细致的手术病理分期；不希望生育者应行全子宫双附件切除和确定分期手术，晚期行肿瘤细胞减灭术。以铂类为基础的多药联合化疗，常见的有PAC、PEB、PVB方案，晚期易复发，应长期随诊。

卵巢癌早期较难发现，易于复发，对于这些情况的正确理解有利于您的早期发现和治疗。

卵巢癌应积极预防

广大女性应正确预防卵巢癌，防病于未然。

（1）多吃高蛋白、富含维生素A的饮食，避免高胆固醇食物。高危妇女可口服避孕药预防。

（2）高危人群的筛查。对于未产、不孕、初潮早、绝经迟的女性；有遗传性卵巢癌及乳腺癌家族史的女性；有遗传性非息肉性结肠癌家族史女性，是卵巢癌的易患人群，都必须特别小心。

（3）重视卵巢癌的诊断及处理。30岁以上妇女每年应行妇科检查；高危人群每半年检查一次，早期发现或排除卵巢肿瘤。必要时配合B超、CA125等检测。对卵巢实性肿瘤或囊肿直径>5cm者，应及时手术切除。重视青春期前、绝经后或生育年龄口服避孕药的妇女发现卵巢肿大，应及时明确诊断。盆腔肿块诊断不清或治疗无效者，应及早行腹腔镜检查或剖腹探查，早期诊治。

（4）乳腺癌和胃肠癌的女性患者，治疗后应严密随访，定期做妇科检查，确定有无卵巢转移癌。

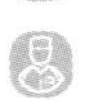

第2章

发病信号

疾病总会露马脚，练就慧眼早明了

卵巢癌早期的临床表现

卵巢癌是女性生殖器官的常见肿瘤，发病率仅次于子宫颈癌和子宫体癌。但是因为卵巢癌致死者，却占各类妇科肿瘤的首位，对妇女生命造成严重威胁。卵巢癌的病因尚不清楚，其发病可能与年龄、生育、血型、精神因素及环境等有关。卵巢癌的早期症状如下。

（1）腰腹部疼痛。与卵巢邻近的组织如受到癌肿浸润或发生粘连，易引起腰腹部隐痛、钝痛。

（2）胃肠道症状。更年期女性如果经常感觉腹胀、食欲不振，经消化科检查没有发现胃肠道疾病，此时需去妇科就诊。因为卵巢肿瘤会使周围的韧带受到压迫、牵拉，加上腹水刺激，卵巢癌的早期症状往往会出现胃肠道症状。

（3）外阴及下肢水肿。随着卵巢癌肿的增大，盆腔静脉受压，导致血流不畅，妨碍淋巴回流，致使外阴及下肢出现水肿。

（4）月经过少或闭经。多数卵巢癌患者的月经基本无变化，随着癌肿增大，癌细胞会破坏卵巢正常组织，导致卵巢功能失调，引起月经过少或闭经。这是卵巢癌的早期症状中比较常见的一种。

（5）性激素紊乱。卵巢癌病理类型复杂多变，有些肿瘤分泌雌激素过多时，卵巢癌的早期症状可引起性早熟、月经失调或绝经后阴道流血；如果是睾丸母细胞癌，则会产生过多雄激素而出现男性化体征。

（6）腹围增大、便秘、疲乏、尿频或尿急、不能正常进食、原因不明的体重减轻。

卵巢癌好发于卵巢功能不全的妇女，如月经初潮推迟、绝经期提前、痛经、独身、不育、人工流产频繁和有家族史的人群。卵巢癌可发生在任何年龄，年龄越高，发病越多。一般多见于更年期和绝经期妇女。20岁以下发病较少。不同类型的卵巢癌年龄分布也不同。卵巢上皮癌40岁以后迅速增加，高峰年龄为50～60岁，到70岁以后逐渐下；性索间质肿瘤类似卵巢上皮癌，随年龄增长而上升；而生殖细胞肿瘤多见于20岁以前的年轻女性，独身或未生育的妇女卵巢癌发病率高。

卵巢肿物就是卵巢癌吗

不少女性在体检中被查出有卵巢肿物，有些患者听到此消息如经受晴天霹雳一般，觉得自己得了卵巢癌，自己的生命受到了威胁。卵巢肿物到底是不是肿瘤呢？与卵巢癌又有怎样的关系呢？

首先从质地上看，卵巢肿物可以分为囊性、囊实性及实性三种，其中囊性肿物即俗称的卵巢囊肿。绝大多数卵巢囊肿多为良性病变，而囊实性及实性肿物则有恶性的可能。

其次，卵巢肿物不一定是卵巢肿瘤，即使是卵巢肿瘤，也不一定是卵巢恶性肿瘤或卵巢癌。卵巢肿物是指生长在卵巢表面或卵巢内部的肿物的总称，它包括非赘生性卵巢肿物以及赘生性卵巢肿物两大类。其中非赘生性肿物是非肿瘤性的，此类均为良性病变。赘生性肿物就是卵巢肿瘤，此类肿物可根据其良恶性分为良性、交界性及恶性三类，其中的恶性肿瘤才是卵巢癌。根据卵巢肿瘤良恶程度的不同，其预后也有所不同。

非赘生性卵巢肿物的分类

非赘生性肿物均是卵巢良性病变。其直径一般较小，多不超过5cm。一般无需治疗，常可自行消失。非赘生性卵巢肿物又分为功能性卵巢肿物、卵巢子宫内膜异位肿物（即巧克力肿物）及炎性卵巢肿物等。

（1）功能性卵巢肿物。功能性肿物与妇科内分泌功能明显相关，可分为卵泡肿物、黄体肿物、卵泡膜黄素肿物。

①卵泡囊肿。正常的卵巢周期包括卵泡发育、排卵、黄体形成

三个阶段，并需要完整的下丘脑－垂体－卵巢功能轴的正常调节。当下丘脑－垂体－卵巢轴功能紊乱时，使得接近成熟的卵泡不破裂并继续生长，或因卵细胞退化后腔内积液不断增加导致卵泡过度生长所形成的潴留囊肿。卵泡的囊性扩张直径超过1～2cm时称作囊状卵泡，囊状卵泡进一步增大直径达3～6cm称作卵泡囊肿，此类肿物多孤立存在。卵泡囊肿多见于青春期和绝经过渡期，而绝经后的妇女及服用避孕药的年轻女性较少见。卵泡囊肿无需治疗，常在数周内可自行吸收，若下丘脑－垂体－卵巢轴功能持续不正常，囊肿可反复发生。

②黄体囊肿。成熟卵泡在排卵后形成黄体，如黄体内遗存液体较多直径达2～3cm称之为囊状黄体，当囊状黄体进一步扩张直径达3～6cm即形成黄体囊肿。黄体囊肿可发生于妊娠期或非妊娠期。妊娠早期的黄体囊肿常在妇科检查时可触及，一般无症状。而在非妊娠期，由于黄体囊肿具有内分泌活性，常可引起经期延长、经血过多，甚至闭经等症状。同卵泡囊肿一样，黄体囊肿一般也无需治疗即可自行消失。

③卵泡膜黄素囊肿。卵泡膜黄素囊肿是由多个闭锁卵泡的卵泡膜细胞黄素化而形成，往往发生于双侧卵巢，体积常较大，直径在6～20cm，甚至更大。这种囊肿的形成主要是由于人绒毛膜促性腺

激素水平的增高或卵泡对人绒毛膜促性腺激素敏感性增强所致。临床上常见于葡萄胎和绒癌患者,亦可见于多胎妊娠、糖尿病合并妊娠、妊娠期高血压疾病患者。卵泡膜黄素囊肿多无需特殊治疗，当病因消除后，如妊娠终止、滋养细胞疾病治愈等，囊肿即可自行消失。

（2）卵巢子宫内膜异位囊肿。卵巢子宫内膜异位症即具有生长功能的子宫内膜组织（腺体和间质）出现在卵巢组织内。约 80% 患者病变累及一侧卵巢，50% 患者双侧卵巢受累。异位的子宫内膜组织在卵巢皮质内生长、周期性出血，以至于形成单个或多个囊肿，称为卵巢子宫内膜异位囊肿。陈旧性出血积聚在囊内形成咖啡色黏稠液体，似巧克力样，俗称卵巢“巧克力囊肿”，简称“巧囊”。巧囊的大小不一，一般直径在 5 ~ 6cm 以下，但大者直径也可达 25cm 左右。此类肿物虽属于良性病症，但是有恶变的可能。囊肿较大、症状明显者多需手术治疗，且术后复发率较高。

（3）炎性卵巢囊肿。炎性卵巢囊肿是由于输卵管炎症波及卵巢使两者相互粘连，或输卵管伞端与卵巢穿通使渗出液积聚而形成，也可因输卵管卵巢脓肿的脓液被吸收液化而形成。此类囊肿是输卵管慢性炎症的后果，而非真性卵巢囊肿。针对炎性卵巢囊肿可服用药物或输液进行抗感染治疗，必要时可行手术探查。预后较好。

赘生性卵巢肿物的分类

赘生性卵巢肿物即卵巢肿瘤，可根据其组织学成分不同分为四大类：卵巢上皮性肿瘤；卵巢生殖细胞肿瘤；卵巢性索间质肿瘤；卵巢转移性肿瘤。其中以卵巢囊肿为表现的主要为前两者（其余两类肿瘤多以附件区实性肿物为表现）。卵巢肿瘤根据其良恶性又可分为良性、交界性及恶性。卵巢良性肿瘤一般均可手术治愈，预后良好。交界性卵巢肿瘤，以交界性浆液性囊腺瘤及交界性黏液性囊腺瘤多见，是一种介于良恶性之间、低度恶性潜能的肿瘤。它具有生长缓慢、转移率低、复发迟的特点，一般预后较好。卵巢恶性肿瘤（主要是卵巢癌）多需根据其临床分期进行手术及放、化疗综合治疗，一般预后较差，5 年生存率一直徘徊在 30% ~ 40%。

（1）卵巢上皮性肿瘤。卵巢上皮性肿瘤是最为常见的卵巢肿瘤，占原发卵巢肿瘤 50% ~ 70%，占卵巢恶性肿瘤的 85% ~ 90% 。好发于中老年女性，以 50 ~ 60 岁者多见，很少发生在青春期前和婴幼儿。卵巢上皮性肿瘤按组织学不同可分为以下几类。

①浆液性肿瘤。

浆液性囊腺瘤：约占卵巢良性肿瘤的 25% 。其多为单侧，球形，大小不等，表面光滑，囊性、壁薄、囊内充满淡黄色清亮液体，可分为单纯性及乳头状两型。手术治疗有效，预后良好。

交界性浆液性囊腺瘤：中等大小，多为双侧，较少在囊内乳头状生长。细胞核轻度异型，核分裂象少，无间质浸润，预后较好。

浆液性囊腺癌：占卵巢恶性肿瘤的 40% ~ 50%，多为双侧，体积较大，囊实性肿物。结节状或分叶状，质脆易出血坏死，细胞异型明显，并向间质浸润。可伴腹水，5 年生存率仅约 20% ~ 30%。

②黏液性肿瘤。

黏液囊腺瘤：占卵巢良性肿瘤的 20%，多为单侧，体积较大或巨大，内容物为胶冻样液体。偶可自行破裂，破裂后肿瘤细胞可种植在腹膜上继续生长并分泌黏液（称腹膜黏液瘤），一般不浸润脏器实质。该病手术治疗有效，预后良好。

交界性黏液性囊腺瘤：体积一般较大，多数为单侧，切面有乳头，轻度异型，有少量核分裂，无间质浸润。可经手术治疗，预后较好。

黏液性囊腺癌：较浆液性囊腺癌发病率低，约占卵巢恶性肿瘤的 10% ~ 20%，单侧多见，瘤体常较大，多房者居多。可为实性或囊性，囊腔内有浑浊黏性液体，多为血性。黏液性囊腺癌预后比浆液性囊腺癌好，5 年生存率为 40% ~ 60%。

③卵巢子宫内膜样肿瘤。良性和交界性少见，恶性者为卵巢内膜样癌，约占原发性卵巢恶性肿瘤的 10% ~ 20%，单侧多见，中等

大小，肿瘤多呈囊性，仅少数呈完全实性，囊性者其囊液多为血性。其镜下特点与子宫内膜癌相似，常并发子宫内膜癌，但不易鉴别何者为原发或继发。预后较好，五年生存率达 40% ~ 55% 。

④透明细胞肿瘤。来源于米勒管上皮，良性罕见，透明细胞癌占卵巢恶性肿瘤的 5% ~ 10% ，多为单侧较大实性或囊实性肿物，直径多为 10 ~ 20cm，有时达 30cm 以上。有 10% 的患者合并高钙血症，25% ~ 50% 的患者合并子宫内膜异位症。易转移至腹膜后淋巴结及肝脏，预后较差。

⑤未分化癌。卵巢未分化癌常发生于中青年女性。常为单侧，较大，囊性或实性肿物，质软、脆，分叶或结节状，多数伴有坏死出血，70% 患者有高血钙。此类肿瘤恶性程度极高，预后极差，90% 患者在一年内死亡。

（2）卵巢生殖细胞肿瘤。卵巢生殖细胞肿瘤是指来源于胚胎性腺的原始生殖细胞且具有不同组织学特征的一组肿瘤。其发病率仅次于上皮性肿瘤，占卵巢肿瘤的 20% ~ 40%。好发于儿童和青少年，其中青春期发病者占 60% ~ 90%，绝经后者仅 4%。生殖细胞有分化为多种组织的功能，未分化者为无性细胞瘤，胚胎多能者为胚胎瘤，向胚胎结构分化者为畸胎瘤，向胚外结构分化者为内胚窦瘤、绒毛膜癌。

①畸胎瘤。由多胚层组织构成的肿瘤，偶见含一个胚层成分。肿瘤组织多数成熟，少数未成熟；多数为囊性，少数为实性。肿瘤的良恶性及恶性程度取决于组织分化程度，而不决定于肿瘤的质地。

成熟畸胎瘤，又称皮样囊肿，属良性肿瘤，占卵巢肿瘤的 10% ~ 20%，占畸胎瘤 95% 以上。可发生于任何年龄，但以 20 ~ 40 岁多见。其多为单侧，中等大小，囊内充满油脂和毛发，有时可见牙齿和骨质。成熟畸胎瘤经手术治疗后预后良好，其恶变率为 2% ~ 4%，多见于绝经后妇女。

未成熟畸胎瘤，占卵巢畸胎瘤的 1% ~ 3%，由分化不同程度的未成熟胚胎组织构成，主要为原始神经组织。好发于青少年。几乎均为单侧受累，肿瘤多为实性或囊实性。其包膜不坚实，常自行破裂。肿瘤恶性程度根据未成熟组织所占比例、分化程度及神经上皮含量而定。该肿瘤的复发率及转移率较高，5 年生存率为 20%。

②内胚窦瘤。又称卵黄囊瘤，来源于胚外结构卵黄囊，较罕见，占卵巢恶性肿瘤的 1%。其恶性程度高，好发于儿童及青年女性，多为单侧，肿瘤较大，切面为部分囊性。可产生肿瘤标志物甲胎蛋白。此类肿瘤生长迅速，易早期转移，预后差。

综上，卵巢肿物包括非赘生性及赘生性肿物（即卵巢肿瘤）。卵巢肿瘤又分为卵巢良性肿瘤、交界性卵巢肿瘤及恶性卵巢肿瘤。

卵巢良性肿瘤如浆液性囊腺瘤、黏液性囊腺瘤及成熟畸胎瘤等，多经手术治疗后可治愈，预后良好。交界性卵巢肿瘤如交界性浆液性肿瘤及交界性黏液性肿瘤，其恶性程度介于良性与恶性病变之间，手术治疗有效，预后较好。而恶性卵巢肿瘤如浆液性囊腺癌、黏液性囊腺癌、卵巢内膜样癌、透明细胞癌、未分化癌、未成熟畸胎瘤及内胚窦瘤等，恶性程度较高，须经手术、化疗及放疗等综合治疗，预后较差。

经过上文的介绍不难看出，卵巢肿物所包含的疾病种类繁多，卵巢肿瘤只是其中的一部分，卵巢恶性肿瘤更是其中的一小部分。因此，当您得知自己有卵巢肿物时，不用过分担心，及时到医院找专业医师为您诊治，尽早判断其良恶性才是最好的选择。但也不可因为卵巢肿物没有给您带来不适感而忽视它的存在，因其具有恶性或向恶性发展的可能，早发现早诊断早治疗才是其治疗成功的关键。

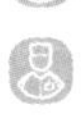

第3章

诊断须知

确诊病症下对药，必要检查不可少

宫颈癌的诊断方法

如果能及早诊断和治疗，90% 的卵巢癌患者能活到 5 年以上。若有上述症状应及时就诊，定期行妇科超声及妇科检查。

（1）诊断困难时可以结合细胞学检查。腹水或腹腔冲洗液找癌细胞对 I 期患者进一步确定分期及选择治疗方法有意义，若有胸水应做细胞学检查确定有无胸腔转移。

（2）实验室相关肿瘤标志物检查。目前尚无任何一种肿瘤标志物为某一独特肿瘤专有，各种类型卵巢肿瘤可具有相对较特殊标志物，可用于辅助诊断及病情监测。80% 卵巢上皮癌患者 CA125 水平高于正常值。

（3）影像学检查。

① B 型超声检查。检测肿块部位、大小、形态，提示肿瘤性状囊性或实性，囊内有无乳头，以及鉴别卵巢肿瘤、腹水和结核性包裹积液。首选三维立体的阴道超声或经直肠超声。B 超检查的临床诊断符合率 >90%，但直径＜ 1 ㎝的实性肿瘤不易测出。通过彩色多普勒超声扫描，能测定卵巢及其新生组织血流变化，有助于诊断。

② CT 或核磁检查。可清晰显示肿块，恶性肿瘤轮廓不规则，向周围浸润或伴腹水；CT 还可显示有无肝、肺结节及腹膜后淋巴结

转移。

（4）腹腔镜检查。可直接观察肿块状况，对盆腔、腹腔及横隔部位进行窥视，并在可疑部位进行多点活检，抽吸腹腔液进行细胞学检查。

卵巢癌患者应如何定期随访

卵巢癌患者应定期随访与检测，减少复发。

随访时间：术后1年内每月1次；术后2年每3个月一次，术后3～5年视病情4～6个月1次，5年以上者每年1次。

检测内容：临床症状、体征、全身及盆腔检查（包括三合诊检查），B超检查。必要时行CT或MRI检查。肿瘤标志物测定，如CA125、AFP、HCG、雌激素和雄激素可根据病情选用。

卵巢癌治疗后单纯CA125升高怎么办

不少研究发现，CA125升高可在临床发现肿瘤复发转移之前数月就可以升高。需要面对的问题如下。

是否立即告知患者CA125的实际情况？临床上常遇到患者在

复诊之前夜就紧张、焦虑、失眠，其实就是担心自己出状况，担心CA125升高。有的甚至不愿意去医院检查CA125，如被告知CA125升高，则担心复发甚至死亡，即所谓的“CA125焦虑症”。医生及患者家属应该进行沟通。

发现单纯CA125水平升高后是否需要立即处理，怎样处理？一般认为定期监测CA125水平、早期治疗等，能改善复发患者出现的与肿瘤复发有关的症状如腹水、肠梗阻等，但提前化疗对患者的生存时间改善不明显，而且化疗均具有毒副作用，会影响患者的生活质量。而复发卵巢癌患者治疗的终极目标就是改善症状、提高生活质量、延长生存时间。

（1）单纯CA125水平升高后的措施。卵巢癌治疗后随诊中发现单纯CA125升高，应该将情况告知患者，如果患者本身精神紧张或预判其承受力较差则应该告知其家属，并解释其意义；如上所述，CA125升高，往往预示着肿瘤复发，过去临床上普遍采用的二次探查术的时代就发现，即使CA125轻度升高，临床未发现肿瘤病灶（包括各种影像学检查及妇科和仔细的全身检查），二次探查术中也能发现微小的肿瘤病灶。而肿瘤负荷（肿瘤大小）与治疗效果有关。因此，发现CA125升高后，特别是超过基础值的2倍以上，应进一步检查，包括全面的身体检查、B超、CT、骨扫描等，最近研究发现 PET 或 PET-CT 发现肿瘤病灶的灵敏度高、特异性强。

（2）单纯 CA125 升高治疗时机的选择。正如前面所说，复发卵巢癌患者的治疗目的是改善患者的症状、提高生存质量、延长生存时间，单纯 CA125 升高的患者，无任何临床症状，因此选择治疗的时机十分重要。不少研究已经发现提前治疗并不延长患者总的生存时间，2009 年美国肿瘤临床肿瘤协会年会上最新报道的研究结果也显示，提前化疗并不明显增加患者的总的生存时间。同时，卵巢肿瘤复发后再次治疗的效果与初次治疗后的无化疗间期长短有关系，如果在 6 个月内复发而需要治疗，则称为铂类耐药型卵巢癌，再次化疗的有效率低，治疗效果差；无化疗间期超过 12 个月则再次治疗的效果好。因此，随诊中发现 CA125 升高后是否治疗需要结合如下情况。

①是否进行了全面的检查评估，包括查体、CT 或 PET 或 PET-CT，临床上是否有肿瘤复发的证据。

②患者有无症状，如腹胀、下肢水肿、疼痛等。

③距初次治疗的时间间隔（无化疗间期长短）。

④ CA125 升高的程度。

根据如下情况决定进步处理措施。

如有症状、临床上有肿瘤复发的证据如发现腹水、肿瘤等，立即进行治疗。

CA125 轻度升高，患者无症状，可暂不化疗，可给予三苯氧胺、甲地孕酮或提高免疫力的药物等，特别是初治后 6 个月以内的患者，但应该密切监测 CA125 水平。如果是初治后 12 个月后，则可采取适当积极的态度。

CA125 水平成倍升高或单次 CA125 水平达 150 ~ 200U/ml 以上，即使临床未发现肿瘤，也应该开始治疗。

（3）复发卵巢癌的治疗。无化疗间隔时间超过 6 个月，可选择原化疗方案，即紫杉醇联合铂类为主的化疗。如果肿瘤局限，可选择再次减瘤术后继续化疗。

无化疗间隔时间在 6 个月内，则为耐药型卵巢癌，化疗效果差，原化疗方案无效，需要更换化疗药物，可选择拓扑替康、盐酸吉西他滨、草酸铂、依托泊苷、异环磷酰胺、多可西尔等，如果找到有效的化疗方案，肿瘤局限，也可再次减瘤手术，术后继续化疗。在未找到有效地化疗方案，不宜匆忙再次手术，手术困难，并发症多，肿瘤切除困难，即使全部切除，肿瘤也很快再次生长出来。如果经济条件许可，可结合生物靶向治疗，但目前其效果不是特别好。如果患者出现明显症状如肠梗阻等，可进行减症手术。其他还可以结合中药治疗。但需要指出的是，这类患者治疗效果差，生存时间短，应该以提高生活质量为主，同时结合各自的经济条件，人财两空、因病致贫并不是最佳的选择。

第4章

治疗疾病

合理用药很重要，综合治疗效果好

防治肿瘤的治疗原则

（1）减少肿瘤的起动细胞。

（2）抑制潜伏癌细胞的促癌作用或将促癌作用逆转。

（3）延迟促癌作用的时间。

防治肿瘤的物质主要有：抗畸变物，去畸变物，使活化促癌基因的酶失去活力，或者是某些物质使畸变物代谢转为损伤较少的代谢产物。具有这些作用同时又没有副作用的物质，最理想的还是营养素或某些食物。在食物中，尤其是十字花科植物，包括多种蔬菜，如白菜、甘蓝、芥菜、油菜、萝卜等。其中甘蓝种中的蔬菜类如卷心菜、菜花等有显著的防癌作用。

癌症治疗的主要方法

（1）手术治疗。手术治疗是早、中期患者的最主要的治疗手段之一，给许多癌症患者带来长期生存的希望。如早期的食管癌、宫颈癌、乳腺癌患者的 5 年治愈率已超过 90%。即使中晚期患者经过手术也能大大提高治愈率，或者达到延长生存时间的目的。因此，每个癌症患者一经确诊，皆应该首先考虑是否有手术切除的可能性。

凡能手术治疗者，应及时采取手术治疗，莫失良机。癌瘤的手术分根治性和姑息性两类。根治性手术是指组织切除范围大于肿瘤，争取消除全部瘤组织（包括转移瘤）。

（2）放射治疗。放射源有同位素（镭、钴60、铯37等）、X线治疗机和粒子加速器（产生高能电子束、中子束等）。有外照射和内照射两类方法。外照射是指从体外一定距离来照射人体的某一个部位。内照射则是将放射性同位素放入特制容器中置留患者体中，或把某种放射性同位素口服或注射，被患者的病变部位所吸收，从而受到照射。

放射治疗可造成正常组织细胞的损害，产生一些副反应，如放射性肺炎、放射性食道炎、放射性肠炎、血细胞减少、胃肠反应等，一般在放疗停止后均能恢复。为了减轻放疗的不良反应，常配合养阴补肾、益气健脾的中药治疗。

（3）化学治疗。就是抗癌药物的治疗。对于中晚期的患者，癌肿的广泛转移，给手术、放疗造成困难，因此药物治疗就成为重要的手段，由于抗癌药物的发展及化疗方案的改进，治疗效果大大提高，使不少晚期癌症患者减轻症状延长生存时间。

抗癌药物按作用机制可分为五类。

①影响核酸合成的药物：如甲氨蝶呤、阿糖胞苷、氟尿嘧啶、

巯基嘌呤等。

②影响蛋白质合成的药物：如长春新碱、门冬酰胺酶等。

③直接破坏 DNA 的药物：如环磷酰胺、氮芥、丝裂霉素等。

④嵌入 DNA 中干扰模板作用的药物：如阿霉素、柔红霉素、普卡霉素等。

⑤影响体内激素平衡的药物：如性激素、肾上腺皮质激素等。

（4）中药治疗。中药配合手术、放疗、化疗等治疗肿瘤，多采用调理培补之法。这既可改善全身状况，增强抗病能力，又可减轻副作用，提高疗效。中药治疗容易被老年患者所接受。

卵巢癌的规范性治疗

卵巢癌的规范性治疗对预后至关重要。早期卵巢癌强调进行全面的分期手术，对于年轻、有生育要求、肿瘤局限于一侧卵巢、任何分级的Ⅰ期患者，可以保留生育功能。对初次手术分期不全面的患者，应该在化疗开始前进行再分期手术。手术病理分期为ⅠA 和ⅠB 期，高分化患者不必化疗；中分化者可以观察，也可以化疗。所有ⅠC 期、低分化，以及透明细胞癌、癌肉瘤等预后不良的组织病理类型的患者均应进行化疗，疗程 3 ~ 6 个。晚期卵巢癌应尽量首选手术治疗。满意的肿瘤细胞减灭术是获得较好疗效的基础。新辅助化疗不应作为晚期卵巢癌的常规治疗方案。基本术式 + 化疗 + 间歇性肿瘤细胞减灭术的模式有一定的临床实用意义。紫杉醇 + 卡铂是一线的化疗方案。复发性卵巢癌的治疗更强调个体化，应重视复发性卵巢癌的手术治疗，对二、三线化疗方案的选择要有规划，治疗应兼顾患者的生活质量。

卵巢癌治疗的最大失败是“没做手术”

卵巢癌手术叫肿瘤细胞减灭术，不是根治，是减少肿瘤，消灭得愈彻底愈好。所谓满意的肿瘤细胞减灭术是要达到没有肉眼所见的肿瘤。

晚期的卵巢癌是腹腔、盆腔到处都是肿瘤。原发卵巢的肿瘤可以很大也可以并不大，但转移瘤布满腹腔及盆腔，常常有很多腹水。

一般卵巢癌肿瘤细胞减灭术范围包括全子宫双附件，卵巢动静脉高位结扎，大网膜切除，阑尾切除，盆腔血管的淋巴结清扫及腹主动脉旁淋巴结的清扫。如果肠道或者其他部位有转移也是尽量切除，包括脾切除，肝隔之间肿瘤切除，部分肠道切除等，尽一切力量消灭肿瘤，这样才能达到满意肿瘤细胞减灭术。

卵巢癌的手术是妇科手术中难度很大的手术，主要原因如下。

（1）术前很难预估手术难度，有时开腹见到处是肿瘤，出血凶险，可能尽最大努力也无法切除干净。

（2）手术范围也难以预估，有时会涉及肠道手术，肝脾手术，膀胱输尿管的手术，需要团队合作，才能达到减灭肿瘤的目的。

（3）术后有诸多的手术难关需要度过，肿瘤患者都是发病年龄高，会有很多基础疾病，术后出血难关，血栓发生的难关，感染呼吸衰竭的难关等等都是棘手的问题。

以此对于一个卵巢癌的手术需要医生及患者共同努力，所谓“尽人力”。

对于患者卵巢癌是非常凶险的恶性疾病，五年生存率一直在30%左右，手术是其很重要的治疗手段，应该在相对医疗水平综合力量强的医院诊治。

对于医生充分了解患者病情，制定适合患者的手术方案，并术前充分准备，术后严密监测减少手术并发症。

卵巢癌初始治疗的手术分类

到目前为止，由于卵巢癌的特殊性，其似乎不像子宫颈癌和子

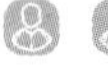

宫内膜癌等其他主要妇科恶性肿瘤那样有明确的术式。传统术式的命名以切除的器官及其范围为基础，例如早期宫颈浸润性鳞癌采用的广泛性子宫切除术。卵巢癌常以手术原则进行命名，如早期卵巢癌对应的手术名称通常的提法是："开腹/腹腔镜下全面分期手术"或"开腹/腹腔镜下再分期手术"等；而晚期卵巢癌称为"初次肿瘤细胞减灭术"和"间歇性肿瘤细胞减灭术"；复发性卵巢癌则称为"二次肿瘤细胞减灭术"。这些手术名称与传统的命名方法比较，与其说是术式，不如说是原则，其内涵深刻但并不确切。比如，全面分期手术还有保留和不保留生育功能之分；而再分期手术的范围更是要依据初次手术的范围而定。肿瘤细胞减灭术内容就更加复杂，至少有根据残余病灶 1 cm 而称为满意和不满意肿瘤细胞减灭术之分。同样为肿瘤细胞减灭术，但可能意味着从单个病灶切除到通常 2 ~ 5 个器官切除，甚至涉及近 10 个器官手术的各种术式：包括切除术、部分切除术、分解术、剥除术、修补术、吻合术、造瘘术、穿刺引流术、支架/导管放置术等等。总之，卵巢癌的手术有许多不确定性，尤其是晚期病例的手术，为方便叙述，以原则命名也是不得已的事情。但对于每一个具体患者，每次手术应该有确切的术式。因此，建议不要在手术记录上出现"肿瘤细胞减灭术"或"分期手术"的字样，要明确写出患者确切的手术范围。

卵巢癌的化疗

卵巢癌手术治疗是很重要的，化疗也是同样重要，两者缺一不可。

超过 80% 的卵巢上皮性癌都对化疗敏感，但是也有少数患者原发耐药。具体到每一个患者是敏感还是耐药是无法预知，这所谓“顺天意”手术是“尽人力”。

目前上皮性卵巢癌的化疗一线方案是紫杉醇加卡铂，化疗是双刃剑，对正常细胞也是有杀伤的，所谓 “杀敌一千自损五百，”慢慢减少敌人，不可能达到全部消灭。

化疗前需要评估是否合格，就是评价自身各器官的功能，合格了才能够化疗。

化疗期间会有很多的化疗副反应，一般医生会关心患者各器官功能，尤其是骨髓的功能是否可以，就是白细胞是否下降很厉害。

患者可能更多是注意头发的脱落，色素的沉着，这是相对骨髓造血功能不重要，停化疗后就会恢复。

化疗停止后就是严密随诊了，一般没有其他预防药物，也建议患者不听信所谓的偏方，如果有真的有效偏方就应该公之于众，让大家都别得肿瘤。

化疗和性生活

化疗是通过静脉将治疗肿瘤的化学药物注入全身血液系统。现在有一种新的化疗方法，既能够把药物准确地注入肿瘤。例如对膀胱癌患者，通过一根很细的软管（导管）将药物注入膀胱。像这种定向化疗对女性患者的性生活影响很小。但如果在治疗后很短时间内，会感到性交痛，这是由于化疗药物引起的膀胱和输尿管的炎症反应尚未愈合。

患有盆腔肿瘤的女性患者的化疗可能采取盆腔灌注的方法，既将大量化疗药物通过肿瘤的营养动脉注入。因为这种方法应用时间较短，其对性生活的影响并不清楚。但在短时间内，它的副作用与静脉化疗相似。

另一种化疗方法是腹膜腔灌注。对卵巢癌和结肠癌患者，液态化疗被注入肠道周围的间隙，保留一段时间后被引流出体外。这种化疗方法可能会引起一定程度的不适感。

在化疗期间的性生活一定要咨询你的医生和护士，比如化疗期间的性生活要注意什么，化疗对性功能有什么样的影响等。

正在化疗的女性会发现其性欲降低。生理方面的因素，例如恶心呕吐、虚弱劳累等使其性欲望降低。性欲恢复一般在患者感觉好转时。如果一个女性患者她的化疗是 2 ~ 3 周一次，那么在两次化疗之间可能只有几天的时间会有性欲望。化疗结束后，化疗副作用逐渐减弱，性欲也渐渐地恢复到正常水平。

化疗患者由于脱发、体重减轻或增加以及留置静脉导管等原因，会对自身性吸引力评价降低而影响性生活。

化疗期间和化疗后的怀孕和生殖能力

如果你希望在化疗后怀孕，在化疗前和医生讨论并告知这一点非常重要。你需要知道化疗是否影响你的生殖功能。许多化疗药物会损伤卵巢功能，使其激素分泌功能下降。有时卵巢功能可以恢复，有时不能恢复。

化疗期间的女性患者应该采取避孕措施防止怀孕。和你的医生咨询何种避孕方法对你是最好和最安全的。在癌症治疗中有许多药物会对身体有损害。如果你想怀孕，应该咨询你的化疗医生，在化疗后多长时间可以安全怀孕。

对某些女性患者来说，化疗后仍然可能怀孕。这更可能发生在那些年轻女性患者身上。所以对那些不想怀孕的女性患者，在化疗后应采取避孕措施。但需要明白，即使你仍有月经，也很难说你能够怀孕。

如果女性患者既往有生殖器疱疹和生殖器疣，化疗也可以引起这些疾病的爆发。如果化疗患者有感染性疾病应及时就诊并获得正确治疗。因为化疗导致的免疫功能低下，任何感染都可能产生严重问题。

霉菌性感染常常可以通过不要穿着尼龙连裤袜、尼龙女内裤、紧身内裤来预防。穿着宽松棉质内裤可以避免生殖器周围潮湿减少感染。小便排空膀胱后，从前到后用纸擦净，不要冲洗。你的医生也可能要求你用一些生殖器膏剂或栓剂来降低生殖器周围的霉菌和其他微生物。另外，由于化疗期间免疫力低下，避免性感染疾病是非常重要的。在每次性接触中都应该采取安全措施，例如使用避孕套等防止体液接触的方法。在任何性行为中，注意不要让接触了肛门周围的东西再接触阴道和尿道。来自大便的残留微生物进入这些区域可能引起感染。

卵巢癌慎用放疗

放疗是传统肿瘤三大治疗方法之一，在恶性肿瘤的治疗中具有重要地位。但卵巢癌患者需要慎用。原因主要是因为卵巢癌复发常见，常常需要反复手术和化疗。局部的复发，手术常常可以切净，是最合理、有效的治疗；远处或全身的转移化疗是最佳选择。而放疗只适合局部复发，对远处或全身转移往往难以奏效。放疗能够杀死肿瘤的剂量远高于膀胱、肠道等重要生命器官所能够耐受的剂量；而常常放疗的射线要达到肿瘤部位需要穿过这些器官，很难完全避开，为了避免严重的放疗副作用发生，不得已减量的情况经常发生，是放疗效果较差的主要原因。且放疗除可造成手术野严重粘连增加手术难度，还可影响手术损伤脏器的愈合，增加致命手术并发症的发生。其次，手术和化疗的副作用持续时间相对短暂，而放疗后的副作用可以一直存在，时有发作，严重影响生活质量。放疗同样会引起骨髓抑制等副作用，也会严重干扰后续化疗的应用，尽管放疗技术的进步已经使这些副作用有所减轻，但仍难以做到完全避免。因此，放疗只在极个别的特殊情况下、不能再手术的复发或未控患者可以使用；而这些特殊情况和能否手术只有十分有经验的卵巢癌专家才能准确评估。希望患者和医生都应慎重对待卵巢癌的放疗。

早期卵巢癌的手术

严格的早期卵巢癌的定义，应该是指手术病理分期为Ⅰ期的卵巢癌。早期卵巢癌应该首选手术治疗。手术的目的有三个：彻底切除肿瘤，明确诊断，准确分期。该手术现在通常称为全面的分期手术。为实现分期的准确性，手术通常选择足够大的纵切口，包括开腹后留取腹腔冲洗液或腹水并送细胞学病理检查、全面探查并对可疑部位腹膜等进行活检；还应常规行全子宫切除术、双侧附件切除术、大网膜切除术（通常沿横结肠系膜根部切除）、盆腔淋巴结切除术及腹主动脉旁淋巴结切除术。上皮性癌还应常规切除阑尾。由于卵巢动脉直接发自腹主动脉或左肾动脉，而卵巢静脉直接回流到下腔静脉或左肾静脉，因此卵巢癌患者盆腔和腹主动脉旁淋巴结转移的机会相仿，也可以发生跳跃转移，术中必须切除腹主动脉旁淋巴结。美国国家癌症综合网（NCCN）卵巢癌诊治指南强调，腹主动脉旁淋巴结的切除最少应至肠系膜下动脉水平，最好达到肾血管水平。需要强调的是，对于早期患者，一定要做系统性淋巴结切除术，而不是淋巴结活检。有研究报道了268例拟诊为Ⅰ、Ⅱ期的早期患者，系统性淋巴结切除组22%发现阳性病灶，而淋巴结活检组只发现9%阳性。

对于年轻、有生育要求的患者，肿瘤局限于一侧卵巢的任何分级的Ⅰ期患者，可以保留生育功能，对患者生存期没有影响。除保留健侧附件和子宫外，其他手术范围必须符合全面分期手术要求，称为保留生育功能的分期手术。对保留的卵巢只要外观有任何异常，均应进行剖视，必要时需要进行活检和冰冻病理检查。外观完全正常的卵巢不必常规剖视，原因是临床上隐匿的对侧卵巢受累的发生率仅2.5%，而且剖视后会影响生育。据报道，282例保留生育功能的患者术后分娩113例，但是有33例复发，16例因瘤死亡。目前对保留生育功能后患者的复发概率和生存结局的研究很少，对诱导排卵和激素类避孕药的安全性也不清楚。建议完成生育后切除子宫和保留的卵巢。

对初次手术分期不全面的患者，应该在化疗开始前再次进行全面分期手术，称为再分期手术。患者的预后和辅助治疗的选择都要依据肿瘤分期。根据文献报道，开腹再分期手术后分期升级率是30%～36%，腹腔镜再分期手术后分期升级率是11%～35.7%。再分期手术的意义是利于准确判断病情，利于制定恰当的治疗方案以及改善预后。例如，一方面使那些真正早期低危组患者免除不必要的化疗，比如按照美国NCCN指南，ⅠA和ⅠB期高、中分化的早期卵巢癌可以仅进行观察，不必化疗；另一方面也能甄别已经有转移的晚期患者，达到彻底减瘤、避免治疗不足，改善预后。对于拒绝再分期手术的患者，需要补充化疗。

需要强调的是，越是早期患者，手术越是应该做大，已是公认的原则。除患者本身难以耐受手术外，以任何借口缩小手术范围或分期不全面都是不规范的治疗。如果由于技术原因，无法达到上述要求的手术范围，最好术前将患者转至有相应技术水平的医院；如果基层医生在术中意外遭遇卵巢癌，可视情况仅行活检术或附件切除术等可以胜任的手术，并在化疗开始前将患者转至上级医院进行再分期手术。

腹腔镜下早期卵巢癌的分期手术全球仅有300多例报道，与开腹手术比较生存结局的优劣尚无结论，还需要再评估，不建议作为常规术式。

早期卵巢癌的治疗措施

早期卵巢癌的治疗策略可以概括为：首选手术，化疗是唯一的辅助治疗手段，且应选择简单方案（尽量不用三药联合化疗方案）、有限的疗程（3 ~ 6个疗程）。

（1）手术治疗。应作为早期卵巢癌的首选治疗方法意见较为一致。手术的目的是在切除病灶的同时进行全面的手术病理分期，故又被称为“分期手术”。

对此术式有争议之处是：部分医生认为早期卵巢癌没有必要冒

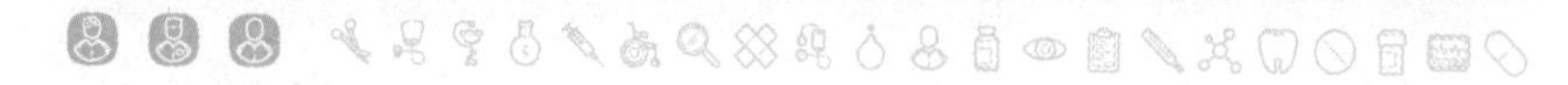

风险做那么大的手术，不必一律行淋巴清扫术；但研究发现肉眼探察为临床Ⅰ期患者淋巴结转移率可高达24%。一项全美合作研究发现28%原来认为是临床Ⅰ期的患者经彻底的分期手术后分期升高。按照国际通行的FIGO分期，淋巴结阳性为ⅢC期，而不清扫淋巴又怎么知道早、晚期呢！不充分的分期常是术后治疗不当和预后不良的主要原因。因此，我们提倡“越是早期越要做大”。

①开腹再分期手术。基层医院转来或急诊（缺乏冰冻条件）初次手术后患者，但无精确手术分期，且尚未开始化疗，应尽可能再次开腹或在腹腔镜下行分期手术，要点和范围同上，以利于准确判断和改善预后，并有利于确定恰当的治疗方案。

②腹腔镜下分期手术。即在腹腔镜下完成与上述开腹分期手术相同范围的手术。需要十分熟练的腹腔镜手术技巧和经验。现已证实，对大体属于早期的卵巢癌而且肿瘤大小可经阴道完整取出的患者，施行腹腔镜手术分期是可行的。但要确切地说早期卵巢癌腹腔镜手术分期具有优越性，仍有待于大样本研究考察这些患者的无病生存期和总的生存率。

早期卵巢癌的保守性手术又称保留生育功能的手术，即保留子宫和对侧附件，其余手术范围同分期手术。对上皮性卵巢癌应严格、慎重地选择患者。此术式亦适合于需要生育的ⅠA期性索间质肿瘤和各期恶性生殖细胞肿瘤。生育完成后可根据情况行二次手术切除子宫及对侧附件。

卵巢交界性肿瘤手术治疗，根据FIGO分期原则，对无生育要求的卵巢交界性肿瘤患者，也应行与早期卵巢癌相同的开腹分期手术。但近年来，对交界性肿瘤的手术更趋于保守。对年轻患者，术中经仔细探察、冰冻病理证实确为单侧的交界性肿瘤也可考虑仅行患侧附件切除术；双侧肿瘤的行全子宫+双附件切除术。但对微乳头型交界性浆液性肿瘤和有卵巢外种植、特别是属于浸润性种植的患者，手术应更积极，严格执行分期手术的原则。对有生育要求的卵巢交界性肿瘤患者通常仅行患侧附件切除术，但需仔细确认对侧卵巢和输卵管正常，术后有条件长期随访

（2）化疗。早期卵巢癌的辅助治疗一般仅选择化疗，或可以说化疗是卵巢癌唯一的辅助治疗手段。即使像无性细胞瘤这样对放疗极敏感的肿瘤现亦多倾向于首选化疗。因一般对放疗敏感的肿瘤对化疗亦十分敏感，且化疗不仅对局部肿瘤有效，还可控制可能存在的远处转移。而毒副作用不像放疗那样持久。

早期卵巢癌包括FIGO Ⅰ期和Ⅱ期，现主张将其分为低危和高危2种类型。

前者包括ⅠA或ⅠB期、分化1或2级者，复发率5%～10%；

后者包括所有Ⅱ期、ⅠC期、所有3级和透明细胞癌，复发率30%～40%。现一般认为低危患者不需辅助治疗，而高危患者需化疗，但与晚期卵巢癌化疗不同的是，一般选择简单方案，有限的疗程。即根据患者病情选择单药或2种药物的联合化疗，如卵巢上皮癌选择紫杉醇+铂类或环磷酰胺+顺铂方案，3～6个疗程，一般不超过6个疗程。美国妇科肿瘤学组的随机试验显示，6个疗程择紫杉醇+铂类方案化疗比3个疗程组疾病进展风险降低31%，但总体生存无改善。化疗应在术后立即进行。欧洲相关随机试验表明，立即化疗组比非立即化疗组复发率改善8%（74%比82%）。但对于透明细胞癌等属于不良组织类型的患者，则应按晚期卵巢癌的原则进行治疗，即早期当作晚期来治，争取一次性彻底控制。生殖细胞肿瘤和性索间质肿瘤首选顺铂+依托泊苷+博来霉素或顺铂+长春新碱+博来霉素方案。

卵巢交界性肿瘤的化疗：卵巢交界性肿瘤一般不需要辅助治疗，但应严密随访。只在下述三种情况下可考虑化疗：术后有肿瘤残留的交界性肿瘤；存在卵巢外病变，并证实为浸润性种植者；交界性肿瘤细胞DNA倍体分析为非整倍体的患者。

早期卵巢癌的化疗指征

循证医学的证据支持早期高危患者应予以化疗，而低危患者不能从化疗获益。按照循证医学的证据级别，美国 NCCN 2013 版指南推荐，ⅠA 或ⅠB 期 G1 的患者可以不化疗；对ⅠA、ⅠB 期的 G2 患者既可以考虑化疗 3 ~ 6 个疗程，也可考虑观察；其他早期患者都需要化疗。

中华医学会妇科肿瘤学会的卵巢癌诊治指南推荐，上皮性癌除ⅠA G1 者外均应化疗。目前国内的共识是Ⅰ期卵巢癌只要具备以下 1 个以上高危因素，即应予以化疗：无精确手术分期；组织学上属预后不良类型，如透明细胞癌、移行细胞癌等；中、低分化肿瘤；ⅠC 期（表面有乳头、破裂或包膜不完整、腹水或腹腔冲洗液细胞学阳性）；肿瘤周围有粘连；肿瘤细胞 DNA 倍体分析为非二倍体。

复发卵巢癌的治疗

晚期上皮性卵巢癌复发率很高，五年生存率一直在 30% 左右。即使经历了手术治疗及化疗，仍然会有肿瘤的再次回来。

治疗复发性卵巢癌的原则是：延长患者的生存时间，提高患者的生存质量。两者同样重要。所给予复发卵巢癌患者的治疗要考虑上述两方面。

复发的卵巢癌针对肿瘤的治疗手段仍是手术、化疗及放疗。再次手术治疗，对手术的术前评估很重要，肿瘤复发的时间，复发的部位，患者的一般情况都是决定能否再次手术的因素。因此手术治疗应充分考虑上述因素，并预期手术可以帮助患者延长生命，或是改善生存质量才能够为之。再次手术的风险一般会高于初次手术，没有了子宫和双侧卵巢，再次手术更多的是外科手术，涉及盆腔脏器（直肠、膀胱或是脾脏、肝脏、胰腺等）。

再次手术术前评估包括：一般身体精神状态的评分；影像学检查；血清肿瘤标记物的测定；相关科室对手术风险的评估包括麻醉、外科、血库、ICU、相关内科等的会诊。

再次化疗也是卵巢癌复发后主要的治疗手段，通常对于再次手术后或者不接受手术治疗的患者，这些患者进行化疗的评估，看一看是否可以接受化疗。化疗方案的选择，通常第一次化疗的效果好，还是会使用原方案。更换化疗方案通常是原方案效果不好，或者有不可克服的化疗副反应，不论是手术还是化疗对于复发的卵巢上皮癌很难达到治愈，以延长生存，提高生活治疗为目标，经过再次手术再次化疗肿瘤会暂时退却，多数还会再一次复发，缓解的时间往往会愈来愈短，通常“第一次治疗手术加6 ~ 8疗程化疗”会使肿瘤缓解3年上下，有的3年多才会复发，有的1 ~ 3年之间就复发了。而“再次手术再次化疗”往往还达不到初次治疗的缓解时间。这是在世界范围内晚期卵巢癌复发的历程，当然也是有很大个体差异。

复发性卵巢癌的治疗手术

卵巢癌一旦复发，治疗极为困难。复发性卵巢癌的治疗与初治的不同，化疗常常作为首选，手术其次。但美国NCCN指南2011版强调，对于铂敏感型（完全缓解达6个月以上）复发性卵巢癌，应首先进行是否仍然适合手术治疗的评估，对适合手术治疗的患者应优先考虑进行二次肿瘤细胞减灭术。因为化疗药物总是以一定比例杀伤癌细胞，因此即使化疗有效，理论上也不可能将肿瘤细胞完全杀灭。只有手术切除干净才能从根本上控制肿瘤。二次肿瘤细胞减灭术最重要的评价指标就是能否将肿瘤切净。有研究报道，复发性卵巢癌的二次肿瘤细胞减灭术，如果不能达到无肉眼残留，则手术的价值有限。因此，复发性卵巢癌的二次手术关键在术前的评估，需要有较丰富经验的卵巢癌专家才能胜任。这种手术也具有相当的复杂性和风险，常常需要不同科室间手术团队的协同才能圆满完成。

如果技术上难以实现，最好不要贸然进行二次手术，否则不仅难以达到治疗目的，还会给后续治疗带来不必要的难度。铂耐药型（完全缓解不足6个月）复发性卵巢癌，除少数特殊情况外，一般不再适合手术。

复发性卵巢癌的化疗

敏感型复发性卵巢癌化疗一般仍主张含铂的联合化疗方案，如紫杉醇+铂类、卡铂+脂质体阿霉素、顺铂+拓扑替康等。耐药型复发性卵巢癌则多以非铂的单药化疗为主，如拓扑替康周疗、吉西他滨周疗等，这两种药物共同的优点是没有蓄积毒性。如果这些患者的肿瘤能够得到一定控制，并维持无铂治疗间期1年以上，有可能使铂耐药逆转，通常无铂间期越长，铂重新敏感的比例越高，此时再次使用铂类联合化疗仍有可能获得好的疗效。值得注意的是复发时间在完全缓解6～12个月之间的这组患者，在美国NCCN指南2009和2010版中曾被列为部分敏感型复发，在2011版中又被取消了，原因可能是目前尚不清楚这组患者的恰当处理对策。但这组患者的预后介于敏感和耐药型之间，我们自己的研究认为似仍有必要区别对待，在处理上似应更接近于耐药型的策略为好。口服依托泊苷胶囊在复发性卵巢癌的化疗中具有特殊的地位，该药尽管效果良好，但由于有诱发白血病的副作用，一般不宜过早使用。

研究认为，即使是早期卵巢癌一旦复发，预后与晚期卵巢癌一样差；而复发性卵巢癌多数没有治愈的机会。因此在复发性卵巢癌的治疗中最大限度地保持患者良好的生活质量是最重要的。姑息性治疗占有重要的地位。

晚期卵巢癌的手术治疗

晚期卵巢癌应尽量首选手术治疗。手术应以最大限度的减瘤为主要原则，故称为肿瘤细胞减灭术。

美国 NCCN 指南建议，对有远处转移的Ⅳ期和大块肿瘤难以达到满意减灭的Ⅲ期患者，可以经腹腔镜或细针穿刺等方式取得活检组织病理学诊断，或经过专科培训的妇科肿瘤医生诊断高度怀疑卵巢癌、腹水穿刺细胞学病理诊断为阳性时，先行若干疗程的化疗，即新辅助化疗，再进行初始的间歇性肿瘤细胞减灭术。新辅助化疗可以降低肿瘤细胞减灭术的难度，提高手术的满意率，在某种程度上降低术中和术后病率及死亡率，但并不延长患者的生存，而且常常出现更高的耐药发生率和延长患者总体治疗时间，从而造成患者生活质量下降。故新辅助化疗不应作为晚期卵巢癌的常规首选治疗方案。但新辅助化疗似可延长 70 岁以上老年晚期卵巢癌患者的无瘤生存期。

在初次肿瘤细胞减灭术中，如发现癌灶已经广泛盆腹腔种植和转移，难以达到满意的减瘤，可以进行一种笔者称为“基本术式”的手术，其范围至少应包括双侧附件和大网膜，一方面这两处多为全身最大病灶所在部位，符合最大限度减瘤的原则；另一方面可以明确肿瘤的原发部位（来源于卵巢、输卵管或腹膜），有利于诊断和对预后的评估。术后经 3 个疗程的化疗后，可以再次手术，现多称为间歇性肿瘤细胞减灭术。美国 NCCN 指南也指出，对初次手术不彻底的Ⅱ ~ Ⅳ期患者，如果评估有无法切除的残存病灶，可以化疗 3 ~ 6 疗程后进行彻底的肿瘤细胞减灭术。

化疗的卵巢保护

卵巢癌化疗的常用药物为对卵巢有中度毒性的药物，如顺铂和卡铂、阿霉素等，紫杉类和依托泊苷毒性不清，博莱霉素属于低毒性；较少采用高毒性的环磷酰胺等烷化剂。因此，保留生育功能手术后的早期卵巢癌化疗需要进行卵巢保护，特别是卵泡储备的保护。

化疗后卵巢功能受损，常表现为停经和月经减少，阴道干燥，不排卵引起不孕，检查可发现 FSH 和 LH 水平增高，而性激素水平降低，各类卵泡数目明显减少。动物实验已经证实促性腺激素释放激素类似物（GnRH-a）可以抑制化疗引起的大鼠卵泡耗竭，保护卵巢的功能；但放疗造成的大鼠卵巢功能损伤则不能从 GnRH-a 的使用获益。目前认为，GnRH-a 可抑制促性腺激素分泌，从而使进入分化的原始卵泡数量下降，卵巢处于“休眠”状态，对化疗的敏感性下降。此外，GnRH-a 也有可能还通过减少卵巢和子宫的血供、减少卵细胞凋亡和间接的抗化疗引起凋亡等途径起到保护卵巢作用。Blumenfeld 曾报道，化疗同时使用 GnRH-a 的年轻患者出现卵巢早衰的仅为 6.7%（5/75），而没有使用 GnRH-a 的对照组患者在化疗后超过半数出现卵巢早衰（53.7%，44/82），两组之间有明显差异（$P < 0.05$）。目前，多项荟萃分析已经显示，化疗前 14 天开始用 GnRH-a，以后每 4 周注射一次 GnRH-a 至化疗结束，可以明显保护卵巢功能，降低化疗后的闭经率，提高化疗后的妊娠率，同时并不显著影响化疗的疗效。虽然，目前该卵巢保护方法尚未进入规范和指南，但可以考虑在充分知情同意的基础上采用，并期待尽快有Ⅲ期随机对照临床试验结果的问世。

第5章

康复调养

三分治疗七分养，自我保健恢复早

卵巢癌可以预防吗

很遗憾目前没有一种方法可以预防卵巢癌，卵巢癌一旦诊断几乎都已是晚期，极少数患者能在早期发现，早期卵巢癌治疗效果好，通过手术可以有很高的概率治愈（大于90%），而晚期正好相反几乎没有治愈的可能。患者历经手术、化疗还是要被复发的卵巢癌折磨。

卵巢癌多数发生在绝经后妇女，而卵巢是一个绝经后就没有功能的器官，唯一的功能就是惹祸长肿瘤了，所以对于绝经后检查到卵巢肿瘤，妇科肿瘤医生的治疗是非常积极的。

还是有一些方法能减少罹患卵巢癌，目前最常见的办法是高度重视遗传性卵巢癌，家族史则被认为是最有力的肿瘤预测因素之一。遗传性卵巢癌患者中分别有84%和90%为易感基因*BRCA1*和*BRCA2*的突变，为常染色体显性遗传。依此对*BRCA1*和*BRCA2*基因的检测已成为卵巢癌高危人群重要的筛查方法。

临床上常常见到有卵巢癌患者的女儿或者妹妹也罹患卵巢癌到门诊来，面对这些晚期的患者就感到很遗憾，明明可以做手术切除预防却失去机会。问她问啥不来医院，回答竟是看到家人痛苦就医经历害怕也查出来疾病。所以一定不要讳疾忌医，防患于未然。

妇科肿瘤术后随诊应该注意什么

应该说得了妇科肿瘤以后，尤其在完成治疗后，随诊十分重要，并不是说随诊可以预防复发，而是说随诊可以早期或更早地发现复发，及时地治疗。

对于卵巢癌来讲，如果 CA125 术前明显增高，术后随诊将是最好的指标，一般来讲，如果术后随诊过程中有 CA125 连续升高，90% 的可能是复发了。当然，其他的影像学检查也是必需的，每年应该进行一次全面的 CT 检查，每 3 个月进行一次胸片检查和 B 超检查等。

对于子宫颈癌来讲，术后随诊很重要，即使术前不高；另外，B 超和胸片也很重要，每年一次全面的 CT 扫描是必需的。

对于子宫内膜癌来讲，术后的 CA125 检查很重要，术后的持续升高常提示腹腔内复发；另外，由于子宫内膜癌很易复发于肺和肝脏，因此，术后的肝肾 B 超和胸片就极有价值。

当然，无论做什么辅助检查，看医生是第一重要的，盆腔检查应该是所有随诊中最重要的部分。

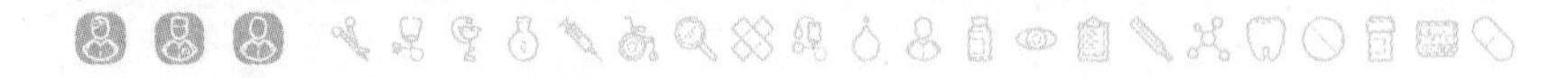

卵巢癌的预防原则

目前就预防来讲主要针对上皮性卵巢肿瘤。

口服避孕药与从未服用避孕药的妇女相比较，如服避孕药 5 年以上，可降低 60% 的危险性。

鼓励母乳喂养，延长母乳喂养时间。

饮食方面多吃蔬菜水果，少食高脂肪食物，尤其是动物脂肪。

对有卵巢癌家族史的妇女的预防指导，开展遗传咨询及基因测定。

预防性卵巢切除，对 40 岁以上的有卵巢癌家族史的患者，有时可建议其行手术切除卵巢。

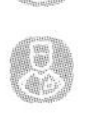

第6章

预防保健

运动饮食习惯好，远离疾病活到老

卵巢癌的治疗误区

卵巢癌的中医中药治疗近几年在临床上取到了很好的疗效，无论是在手术前后，还是化疗治疗的联合治疗，以及在化疗失败后中医中药的补救治疗，疗效都得到了明确的验证。对晚期卵巢癌，也有延长存活期，改善生活质量，减轻患者痛苦的优势。但是可惜的是，很多的患者甚至是医务工作者忽视了中医的治疗。

中医学认为卵巢癌属于“症瘕”“积聚”范畴。卵巢癌的发病，是由于正气不足，癌毒内盛引起。一般在发病初期以清毒为主兼扶正气，后期则以扶正为主兼清癌毒为治疗原则。

对早期病患，以中医药联合化疗、手术治疗，可以尽快促进术后身体的复原，减轻化疗药物的毒性，提高被化疗损坏的免疫功能和紊乱的机体功能，从而减少复发、转移和化疗的痛苦。此期，我们建议尽早结合中医治疗。

复发病患，西医多采取化疗。此时，根据不同的病情，我们建议以中医治疗为主联合适量的化疗，或者采取纯中医治疗。化疗的成功率也只有 30% 左右，由于很多病患在复发之前已经做过多程的化疗，很多一线、甚至二线的化疗方案都已经耐药，而大大降低了单纯化疗的成功率。从病机上来说，此时，机体的正气和癌毒之间的力量对比关系再次失衡，清毒的同时，必须大力的扶正，否则机体将处于一溃千里的劣势，癌毒广泛扩散，快速进入晚期。此期，我们的教训和经验是：化疗要适度，中医为主导。不要拘泥于化疗的单一治疗，更不要以牺牲自己有限的正气为代价，去争取有限的甚至是不可能的化疗后的短期缓解。“生命不息，化疗不止”的原则不可取。

我们收治了很多例晚期的病患，这个时候化疗已经没有任何意义，病情复杂，多脏器功能受损。在实践中我们发现，采用过多的化疗而没有进行过中医治疗的患者，往往衰竭得更快。这一现象让我们一再反思，从而对我们的门诊和住院的中晚期病例，采取以中药为主导的中西医结合治疗方案。配合食疗、针灸、外治等多种低毒的绿色治疗方法，以求延长生存期，减轻痛苦。

女性防卵巢癌攻略

卵巢癌的发病高峰在 45 ~ 64 岁，可以原发在卵巢上，也可以从胃肠道以及其他部位转移而来。早期通常无症状，晚期则出现腹水、包块、疼痛等症状。偶可见有的绝经后甚至老年妇女“返老还童”了，由来“月经”了，白带增多了，乳房丰满了，阴道滋润了……这是因为她长了能分泌雌激素的卵巢癌瘤。

定期 B 超检查是早期发现卵巢肿瘤的最好方法，必要时可行 CT 或磁共振。

腹腔镜检查是一种创伤微小却又最直观准确的诊断手段，医生和患者都不要过于保守地看待它。

卵巢肿瘤应尽早手术，拖延、观察可能延误治疗。还没有什么“神奇药”，吃了可以消瘤。

真正的卵巢肿瘤不开刀是治不了的。有的人对“穿刺”感兴趣，需知穿出来的是瘤子里的水，而瘤子还在腹中！如果是恶性肿瘤，穿刺就更帮倒忙了。

家族中有癌瘤史，曾因卵巢瘤做过手术，有过乳腺、胃肠道癌手术史的人，尤其要警惕卵巢肿瘤。

绝经后妇女盆腔检查可以触及卵巢（卵巢有增大），要认真对待，严密观察。

什么是防癌16法

（1）饮食多样化，不偏食。

（2）多吃维生素含量丰富的食物，包括蔬菜水果及动物肝脏等。

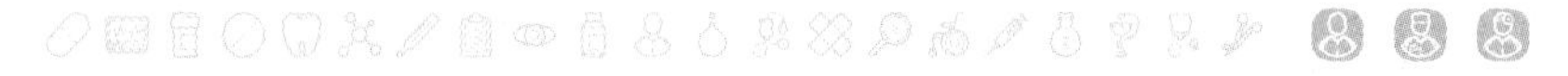

（3）不食过多脂肪，多吃新鲜蔬菜。

（4）不吃霉烂变质食物。

（5）不酗酒，每日饮酒量不超过 50g。

（6）不吸烟，这是预防肺癌最有效的方法。

（7）注意口腔卫生，及时治疗龋齿等口腔疾病，假牙要戴合适，防止口腔癌的发生。

（8）吃饭时，应注意细嚼慢咽，不食过烫食物。

（9）切忌暴饮暴食，不吃烧焦食物，少吃煎炸食品，不过多食用刺激性大的食物。

（10）注意厨房通风。

（11）切忌烈日下暴晒。

（12）不滥用药物，尤其不要滥用性激素类药及有细胞毒性的药物，防止药物致癌危险。

（13）妇女分娩提倡自己哺乳，可以减少乳腺癌的发生。

（14）注意性道德、性卫生，提倡计划生育，预防或减少子宫颈癌、阴茎癌、艾滋病的发生。

（15）加强体育锻炼，生活要有规律，避免过度疲劳，防止癌症乘虚而入。

（16）培养乐观、豁达的个性。

常吃柑橘为何可防癌症

柑橘果实富含维生素A、维生素B、维生素C、维生素D和维生素E。研究表明，柑橘具有特殊的抗癌功能。维生素A、维生素C和维生素E能中和氧化剂，使食物中和肠道中潜在的二甲基致癌物减少。维生素A能改变癌细胞生长，使其成为正常组织。维生素C则能干扰硝酸盐及亚硝酸盐和胺结合，抑制致癌物二甲基亚硝胺的形成。所以吃熏腊食物后吃些柑橘，可减少亚硝胺在体内的形成。苏联学者观察到子宫颈的癌变组织中，维生素C浓度低。其他国家学者的观察也表明，喉癌、食道癌等发病与维生素C缺乏有关。

据研究分析，每天摄入维生素C少于30mg的妇女，患子宫颈癌的危险增加6倍，每天摄入少于90mg者，患癌症的危险为2.5倍。因此，经常吃些柑橘对于预防癌症无疑是一种可取的有效措施。

卵巢癌治疗的食疗方

（1）土茯苓龙葵树子蛇舌猪肉汤

原料：龙葵40g，葵树子40g，白花蛇舌草40g，土茯苓40g，蜜枣2枚，猪肉240g，细盐少许。

做法：将龙葵、葵树子、白花蛇舌草和土茯苓分别用清水浸透，洗干净，备用。蜜枣、猪肉分别用清水洗干净，备用。将以上材料全部放入瓦煲内，加入适量清水，先用猛火煲至水滚，然后改用中火煲2小时左右，以少许细盐调味。

功效：此汤有清热解毒、利尿去湿之功，适用于女性生殖系统癌瘤，白带量多、质地黏稠、气味腥臭、月经量多、腹痛、小便短赤、尿频尿急等病症。

（2）马鞭苦瓜薏米猪肉汤

原料：马鞭草40g，生薏米80g，苦瓜500g，猪肉240g，蜜枣4枚，细盐少许。

做法：拣选新鲜苦瓜，切开，去核，洗干净，备用。马鞭草、生薏米分别用清水浸透，洗干净，备用。猪肉、蜜枣现分别用清水洗干净，备用。瓦煲内加入适量清水，先用猛火煲至水滚，然后放入以上全部材料，候水再滚起，改用中火继续煲2小时左右，加入少许细盐调味，即可以饮用。

功效：此汤有清热解毒、利尿去湿、止带止痒之功，适用于生殖系统癌瘤，带下赤白相杂、淋漓不断、气味腥臭、小腹疼痛、外阴瘙痒、失眠多梦、小便黄赤等病症。

注意：脾胃虚弱之人、孕妇不宜饮用。

（3）女贞子虫草阿胶花胶瘦肉汤

原料：女贞子40g，冬虫夏草40g，山药40g，生杜仲20g，陈皮1角，阿胶40g，花胶120g，瘦猪肉120g，细盐少许。

做法：花胶预先用清水浸透使发开，洗干净，切成块状，备用。冬虫夏草，山药和陈皮分别用清水浸透，洗干净，备用。女贞子、杜仲分别用清水洗干净，备用有。瘦猪肉用清水洗干净，备用。阿胶打碎，备用。将女贞子、冬虫夏草、山药、杜仲、陈皮、花胶、瘦猪肉放入炖盅加盖，放入锅内，隔水炖4小时左右，取出以上全部材料（可上碟做送菜佐膳），再放入阿胶，继续加热溶阿胶，并以少许细盐调味，即可以饮用。

功效：此炖品有健脾补肾、滋阴清热的作用。适用于女性生殖系统癌瘤，白带清稀如水、气味腥臭、手脚不温、入夜盗汗、午后低烧、五心烦热、头晕眼花、失眠耳鸣、夜尿多、小便频等病症。

（4）何首乌芡实白鳝汤

原料：白鳝鱼250g，何首乌60g，芡实30g，坤草15g。

做法：将何首乌、芡实洗净，浸半小时；坤草洗净，用纱布包；鳝鱼去头、肠脏，洗净。将全部用料一起放入锅内，加清水适量，武火煮沸后，文火煮2小时，去坤草，调味即可。

功效：此汤有补肝肾、益精血、祛瘀毒之功，适用于子宫颈癌、滋养叶癌、恶性葡萄胎、阴道癌等女性生殖系统癌肿，属肝肾不足、瘀血阻宫者，及带下赤白等病症。

注意：若阳虚寒湿者不宜饮用本汤。

（5）鱼胶炖水鸭汤

原料：鱼胶 30g，水鸭 1 只，桂圆肉少许，生姜片 1 片。

做法：用水浸鱼胶，洗净，切丝；水鸭去毛、肠脏，洗净，斩件；生姜、桂圆肉洗净。把全部用料一起放入炖盅内，加开水适量加盖，文火隔水炖 2 小时，调味即可。

功效：此汤有益气养血，滋肾益精之功。适用于乳腺癌。气弱血虚、肾精亏损、虚阳上浮者或放疗后热伤真阴、阴虚内热者，消瘦虚弱，烦渴食少，低热，潮热等病症。

注意：癌肿患者脾胃虚寒、中焦湿盛，致口淡食少、食少饱胀者不宜饮用本炖品。

（6）凉粉草粉葛汤。

原料：凉粉草（木馒头）60g，粉葛 120g，白糖少许。

做法：将凉粉草洗净；粉葛去皮，洗净，切片。将全部用料一起放入锅内，加清水适量，武火煮沸后，文火煮 1 小时，取汤 2 碗，放白糖少许调味即可。

功效：此汤有解毒除烦，生津止渴的作用。适用于乳腺癌放疗期间和治疗后热灼津液者，皮肤红斑，黏膜充血，口干口苦，烦躁渴饮，溺黄便结，舌苔黄干，脉数等。

注意：癌肿属痰湿内结，不能布津而见咽干口燥，但不欲饮者，不宜饮用本汤。

（7）红豆杞子龙眼乌鸡汤

原料：红豆 80g，枸杞子 40g，龙眼肉 20g，陈皮 1 角，乌鸡 1 只，细盐少许。

做法：先将乌鸡洗干净，去毛、去内脏，放入沸水滚 5 分钟左右，捞起，滴干水，备用。红豆用清水浸透，洗干净，沥干水，备用。枸杞子用清水浸透，洗干净，沥干水，备用。龙眼肉、陈皮分别用清水洗干净，备用。瓦煲内加入适量清水，先用猛火煲至水滚，然后放入以上全部材料，候水再滚起，改用中火继续煲 3 小时左右，以少许细盐调味，即可以饮用。

功效：此汤有健脾补血、养心安神、健体养颜的作用。适用于乳腺癌手术之后、使用放射治疗或化学药物治疗期间，白细胞减少，出现明显的贫血症状，眩晕、心悸、短气、乏力、精神不振等病症。

（8）番茄豆腐鱼丸汤

原料：鱼肉 120g，番茄 150g，豆腐 1 块，葱 1 根。

做法：将番茄洗净，切块；豆腐洗净，切小块；葱去须，洗净，切葱花；鱼肉洗净，干水剁烂，调味，搅起做鱼丸。把豆腐放入锅内，如清水适量，武火煮沸后，放番茄，再煮沸几分钟，放鱼丸、葱花，煮热调味即可。

功效：此汤有清润生津，开胃消食的作用。适用于乳腺癌放疗、化疗期间和治疗后胃津不足者，食欲不振，口干渴饮等病症。

注意：若伴有呕吐者可加少量姜汁或胡椒粉同用；若胃中湿浊中阻不能布津，虽干渴而欲饮者不宜饮用本汤。

（9）人参黄芪生鱼汤

原料：生鱼1条（约250g），人参15g，黄芪30g，红枣3枚。

做法：人参洗净，切片；生鱼去鳞、腮、肠脏，洗净；黄芪、红枣（去核）洗净。把全部用料一齐放入炖盅内，加开水适量，炖盅加盖，文火隔水炖2小时，去黄芪，捞起生鱼，调味即可。

功效：此汤有益气养血，补虚生肌的作用。适用于乳腺癌手术后气血两虚、术后创口难以愈合者，面色苍白无华，神疲懒言，食少体倦，脉细弱等病症。

注意：若癌肿患者属湿热邪盛者不宜饮用此炖品。

（10）淮山杞子北芪甲鱼汤

原料：山药20g，枸杞子20g，北芪20g，冬虫夏草40g，陈皮1角，水鱼1只，瘦猪肉120g，细盐少许。

功效：拣选活水鱼1条（约500g重）放入滚水中，使其排尽尿液，然后剔洗干净，用刀刮去背壳及脚上的外衣，去除内脏和黄膏，备用。山药、枸杞子、陈皮分别用清水洗干净，备用。北芪、冬虫夏草分别用清水洗干净，备用。瘦猪肉用清水洗净，备用。将以上材料全部放入炖盅内，加入适量冷开水，盖上炖盅盖，放入锅内，隔水炖4小时左右，以少许细盐调味，即可以饮用。

功效：此汤有健脾补中、益气滋阴之功。适用于乳腺癌，癌瘤手术之后，或作放射治疗，或作化学药物治疗期间，身体虚弱、精神不振、饮食无胃口、口干口渴、唇焦舌燥，伤口难以愈合者。

卵巢癌治疗的食疗粥

（1）四物米粥

原料：当归10g，熟地15g，白芍10g，川芎3g，粳米100g，食盐2g。

做法：先将四味中草药装入纱布袋，放入砂锅中，加入清水适量，浸泡30分钟后，用武火煎开，后改文火煎30分钟左右，捞出中药包。将粳米淘净，放入煎好的药液内，加足水量，用旺火烧沸后改为文火，煮成粥，熟后放入食盐调味即可食用。

（2）补虚正气粥

原料：炙黄芪 30 ~ 60g，人参 3 ~ 5g（或党参 15 ~ 30g），粳米 100 ~ 150g，白糖少许。

做法：先将黄芪、人参（或党参）切成薄片，用冷水浸泡半小时，入砂锅煎沸，后改用小火煎成浓汁；取汁后，再加冷水如上法煎取汁，去渣；将两煎药液合并，分 2 份，于每日早、晚同粳米加水适量煮粥，粥成后，调入白糖，稍煮即可。人参亦可制成参粉，调入黄芪粥中煎煮后服食。5 天为一疗程。

（3）豌豆绿豆粥

原料：鲜豌豆 50g，绿豆 50g，粳米 100g，白糖适量，清水适量。

做法：将豌豆、绿豆分别淘洗干净，用清水浸泡绿豆。粳米淘洗干净。取锅放入清水和绿豆，先用旺火煮沸后，再加入豌豆和粳米，再改用小火煮至粥成，以白糖调味后进食。

（4）绿豆荷叶粥

原料：绿豆 50g，鲜荷叶半张，粳米 100g，白糖 100g，清水适量。

做法：将绿豆淘洗干净，用清水浸泡；鲜荷叶冲洗干净；粳米淘洗干净。取锅放入清水、绿豆，先用旺火煮沸后，再改用小火煮至半熟时，加入荷叶、粳米，续煮至粥成，去除荷叶，以白糖调味后进食。

（5）菱米粥

原料：菱角500g，粳米100g，红糖少许，清水适量。

做法：将菱角煮熟去壳，切成米粒大小；粳米淘洗干净。取锅放入清水、粳米，煮至米粥将熟时，加入菱米、红糖，再略煮即成。

（6）百合莲子绿豆粥

原料：百合50g，莲子50g，绿豆150g，粳米100g，陈皮少许，白糖适量，清水适量。

做法：将百合冲洗干净，脱瓣，用清水浸泡3～4小时，漂去浮沫；莲子去皮去芯，用清水浸泡；绿豆、粳米分别淘洗干净。取锅放入清水烧开，加入莲子、绿豆、粳米、陈皮，煮至粥将好时，再加入百合、白糖煮至粥成。

（7）菱角薏米粥

原料：菱角、生薏米、粳米、红糖各适量。

做法：将菱角煮熟去壳，切成米粒大小；薏米用清水浸泡后淘洗干净；粳米淘洗干净。取锅放入清水、薏米、粳米，先用旺火煮沸，再转用小火熬煮，然后加入菱角，续煮至粥成，以红糖调味后进食。

（8）荠菜粥

原料：荠菜200g，粳米100g，精盐少许，清水适量。

做法：将荠菜择洗干净，细切；粳米淘洗干净。取锅放入清水、粳米，旺火煮沸后加入荠菜，再用小火续煮至粥成，用精盐调味后食用。

（9）韭菜粥

原料：韭菜100g，粳米100g，精盐少许，素油少量，味精少许，清水适量。

做法：将韭菜摘净，再用清水漂洗干净，切成寸段。粳米淘洗干净。取炒锅上火，放入素油烧热，下韭菜煸炒，起锅装入碗内。取锅放入清水、粳米，煮到粥将成是时，加入炒韭菜，精盐、味精搅匀，再略滚即成。

（10）甘薯粥

原料：甘薯100g，粟米100g，清水适量。

做法：将甘薯冲洗干净，削外皮，切成丁块。粟米淘洗干净。取锅放入清水、甘薯、粟米，先用旺火煮沸后，再改用小火煮至粥成。

（11）墨鱼粥

原料：墨鱼250g，猪脚1只，粳米60g，姜、料酒、盐、味精适量。

做法：将鲜墨鱼洗净切片，猪脚去毛洗净切块，同粳米加水适量，炖至米花粥稠猪脚熟透，再入姜、酒、盐、味精调味，随意服食。

（12）雌鸡粥

原料：黄雌鸡1只（约2000g），肉苁蓉30g，粳米100g，生山药 30g，阿魏 2g。

做法：肉苁蓉酒浸一夜，刮去粗皮，切片。山药洗净，切碎；粳米淘干净。鸡宰后，去毛及肠杂，放入锅中，加水 2000g 煮，待肉烂后去骨，以汤汁煮粳米、山药、阿魏、鸡肉，至粥熟加入葱、椒、盐即可，空腹热食。

（13）牛奶梨片粥

原料：大米 150g，牛奶 200g，鸡蛋黄 3 只，柠檬汁 5g，鸭梨 2 只（约 200g），白糖 50g。

做法：鸭梨去皮、核，切成厚片，加适量白糖上屉蒸 15 分钟，淋上柠檬汁，拌匀后离火。牛奶加白糖烧沸，投入洗净沥干的大米，烧沸后小火焖煮成厚粥，调入打匀的鸡蛋黄拌和后离火。盛入碗内，面上铺以数块梨片，浇上一匙梨汁。

（14）牛肉粥

原料：粳米 400g，牛肉 200g。

做法：洗净牛肉，剁成肉末。将粳米淘洗干净。将锅置火上，倒入开水烧沸，放入葱节、姜块、牛肉末、黄酒、五香粉煮沸；捞出葱、姜，倒入粳米，煮成粥；用精盐、味精调成咸鲜味即成。

卵巢癌治疗的针灸疗法

（1）针法

取穴：关元、中极、归来、水道、三阴交、蠡沟、中都；配穴：有肿块者加患侧腹舍，下腹痛部位较大者加气冲；有腰痛、腰酸重者加八髎、委中；白带多者加地机、阴陵泉、带脉；针法：用温针灸法，每日1次，留针20分钟，20次为一疗程。月经期照常针刺，但不用温针灸。

针刺止痛法：取三阴交、蠡沟、太冲（均取双侧），常规皮肤消毒，快速进针，到达穴位深度，中等刺激，产生酸、麻、胀感，此时疼痛明显减轻或暂时消失。止痛效果不明显时，加针双侧白环俞，可收迅速止痛之效。

穴位注射止痛法：穴位以三阴交、阴陵泉（均双侧）。药物用丹皮酚注射液2～4ml，用5ml注射器抽取药物，然后套上5号封闭针头，皮肤常规消毒，快速进针，到达穴位深度，得气后即回抽注射器，如无回血则缓慢推注药物，每穴1.5～2ml。

（2）灸法

取穴：气海、中极、归来、大肠俞。操作：艾柱灸。将直径1.5cm高1.8cm的艾炷置于$0.4cm^2$的姜片上点燃，每穴灸3壮，每壮6～7分钟。

卵巢癌治疗的验方

（1）五倍子、土茯苓、当归各120g，川柏、雄黄、阿胶各60g，冰片6g，制膏外用，每周局部上药2次。

（2）红花6g，白矾6g，瓦松30g，水煎，先熏后洗外阴部，每日1～2次，每次30～60分钟；下次洗时加热后再用，每剂药可用3～4天。

（3）生猪肝塞阴道法。鲜猪肝切成条状塞入阴道，24小时后再更换新鲜的猪肝。临床观察具有活血化瘀，祛腐生肌的作用。

（4）取蜥蜴捣碎，加等量乙醇，浸泡20天以上，除去沉淀，回收乙醇，水溶液加氯化钠调等渗，加05%活性炭脱色（可脱色两次），加止痛剂灌封，120℃灭菌15分钟。每2ml含生药2g，肌内注射，每日2次，每次2～3支，亦可宫颈局部注射。

（5）中药外敷止痛法。水红花子60g，麝香15g，阿魏15g，急性子15g，甘遂15g，大黄15g，巴豆10粒，白酒500g。各药捣碎，合在一起，纳入猪膀胱内，外敷痛处，痛止停药。雄参膏外敷：雄黄15g，白矾15g，硇砂1g，黄柏30g，乳香15g，没药15g，麝香2g，蟾酥2g，苦参30g，冰片3g。上药各研细末混匀，用蛋黄油调制成膏外敷痛处，每日换药1～2次。

卵巢癌治疗的按摩疗法

（1）基本手法

①患者仰卧、医者坐或立其侧，以单掌揉按其小腹10次，手法应深沉柔和，然后施掌振法3～5分钟。

②双掌拇指置血海穴上，余4指拿按膝上肌肉，点按拿揉并行，操作3～5分钟。

③点按、弹拨三阴交、阴陵泉穴各1分钟。

④患者俯卧，医者单掌按抚于其腰骶部八髎穴处，上下搓按，反复揉搓，以热透小腹为佳。

⑤医者以单手食、中指并拢，稍钩屈点按患者长强穴5～10次。

⑥揉按患者肾俞、命门穴各1分钟。

（2）辅助手法

①若患者症见带下量多色白黏或黄浊、腥或秽臭，阴痒灼热，舌质红苔腻浊，脉濡滑。基本手法再加：直揉腰背部，以热为度；点按阴陵泉、地机穴各1分钟；按揉足三里、曲池穴各1分钟。

②若症见带下量多、淋漓不断、清稀淡白，腰部酸痛，小腹冷感，舌质淡，苔薄白，脉沉迟。基本手法加：横擦肾俞、八髎穴，以热为度；点按关元穴1分钟；揉按百会穴1～3分钟。

什么食物可以预防卵巢癌

（1）菌菇类。菌菇类抗胃癌和肺癌。这类食物包括：冬菇、香菇、金针菇等以及黑、白木耳。食物中很多菌菇类都含有抗癌物质，能起防癌成果。比如，冬菇中所含的多糖类物质，抗癌率非常高。黑、白木耳所包罗的多糖类物质也是一种抗癌的有效物质。菌菇类食物中富含的粗纤维和钙等都有防癌作用，还能提高人体免疫力。

（2）高钙食物。大量观察发明，摄取足量钙质的女性比摄取钙质较少者患卵巢癌的概率降低54%。因为富足的钙质有助于控制癌细胞的生长和扩散。因此，女性应恰当增补高钙的食物，特别是绝经后妇女和老年妇女每日钙的摄入量应到达1000mg。这就必要每日坚持喝牛奶或奶制品，常吃豆制品、小虾皮、小鱼、海带及荠菜等食物。

越来越多的研究表现，有的水果和蔬菜防癌效果确实非常明显。比如多食用西红柿制品的人，患前列腺癌的危险性降低；常吃豆制品、饮茶和食用富含硒的人，结肠癌患病率降低。

（3）大蒜。大蒜抗胃癌和食道癌，是公认的防癌食物，有明显的抗癌成果。观察表现，食用生大蒜的人群，胃癌发病率非常低，原因是大蒜能显著降低胃中亚硝酸盐含量，降低致癌物亚硝酸胺的合成，因而能起防癌结果。

（4）茶叶。茶叶抗胃癌、肝癌和肺癌。红茶、绿茶均属抗癌饮品，它不仅能克制亚硝酸胺这种诱发胃癌物质的形成，同时，对其他致癌物也有相当强的克制作用。有动物实验表明，接种了癌细胞的老鼠，被喂上大量的茶，恶性肿瘤降低。另有研究证实，长时间饮茶还能起到防肝癌和肺癌的作用，因为茶中的茶多酚能与致癌物联合，使其分解、降低其活性，从而克制癌细胞的生长。

（5）胡萝卜和番茄。

妇女进食大量胡萝卜、番茄及其他富含胡萝卜素和番茄红素的食物可以降低卵巢癌的发病率。

胡萝卜素和番茄红素都是抗氧化剂，其中，胡萝卜素可以在体内转化成维生素 A。来自美国的研究小组利用饮食调查问卷网络了 563 名卵巢癌妇女和 523 名康健妇女的数据，评估这些妇女到底摄入了多少维生素 A、维生素 C、维生素 D、维生素 E 和 α 胡萝卜素、β 胡萝卜素、番茄红素。结果发明，摄入很多胡萝卜素，尤其是 α 胡萝卜素，可以显著地降低卵巢癌的发病，这种结果对绝经后妇女尤为明显。番茄红素可通过进食番茄酱来摄入，同样能降低卵巢癌的发病，而且结果对未绝经的妇女非常明显。

研究员鼓励妇女多从食物中摄取类胡萝卜素，不要光靠增补剂，每周至少进食 5 份胡萝卜和两杯半的番茄酱。

卵巢癌化疗期间的食谱推荐

在整个化疗的进程中，没有合理足够的营养保证，将不能顺利实施治疗计划。因而，无论在医院或在家，饮食护理都不可忽视。

选择食物的原则是：高热量、高维生素、低脂肪的清淡饮食。注意增加品味，如甜、酸等可刺激食欲，减少化疗所致的恶心、呕吐、食欲不振。

一般常食作：番茄炒鸡蛋、山楂炖瘦肉、黄芪羊肉汤及虫草烧牛肉等。还有鲜蜂王浆、木耳、猴头、鸡肫等食品，既补气又健血又健脾胃，减少反应，提高警惕疗效。但要忌腥味。食补中除注意化疗患者的饮食原则外，还要根据癌症的诊断、患者反应，提高疗效，但要忌腥味。食补中除注意化疗患者的饮食原则外，还要根据癌症的诊断、患者的体质及所用的化疗药物来区别选择饮食。化疗是肿瘤治疗的一个有效手段，但几乎所有的化疗药物都会引起患者不同程度的食欲不振、恶心、呕吐等，从而削弱患者的营养状况。合理的饮食能预防和减少因治疗带来的体重减轻和营养不良。

（1）化疗前

化疗前均衡饮食，每日饮食中包含谷薯类（米饭、面食）、蔬菜水果类（约600～800g）、肉禽蛋类（瘦肉或鸡肉或鱼肉约 50 ~ 100g，鸡蛋 1 枚）、奶及豆制品类（牛奶一袋，豆制品 50 ~ 100g）以及油脂类（约 25g）五大类食物。每日 4 ~ 5 餐，加餐以水果为主。

化疗前一天吃低脂肪、高碳水化合物、高维生素和矿物质的饮食。选择食物如：米饭、面食、鱼肉、鸡肉、鸡蛋、瘦肉、豆腐、蔬菜、水果等。

（2）化疗中

化疗期间，由于药物在杀伤肿瘤细胞的同时，难免会使正常的细胞受到一定损害，产生相应的毒副反应，如免疫功能下降、白细胞减少、消化道黏膜溃疡、脱发等。此时，患者宜补充高蛋白质食品，如奶类、瘦肉、鱼、动物肝脏、红枣、赤豆等。河蟹、黄鳝、黑鱼、牛肉等也有助于升高白细胞。如出现食欲不振、消化不良，可增加健脾开胃食品，如山楂、白扁豆、萝卜、香蕈、陈皮等。

滋阴健脾粥：可缓解化疗期间食欲不振、口干、乏力等症状。制作方法是把桂圆 20g、莲子 20g、山药 50g、薏苡仁 50g、粳米，加水煮粥。

化疗开始的 24 小时内尽量不要吃自己平时喜欢吃的食物，因为这样会影响以后你对这种食物的感觉。

饮食要求为低脂肪、高碳水化合物、少量优质蛋白质。每天饮食以是谷类、蔬菜、水果为主，配以容易消化的鸡肉、鱼肉和鸡蛋等，可以适当补充蛋白质粉（大豆或蛋清）。少油。

如果治疗反应较重，饮食以流质为主。可用菜汤、米汤、果汁及一些要素饮食。

嚼生姜有一定的止呕作用。

（3）化疗后

化疗是近年来在肿瘤治疗中进步最快的治疗方法。但是化疗药物常“是非不清”“敌我不分”，在杀伤肿瘤细胞的同时，也杀伤了人体正常细胞。大量临床实践证明，对中晚期患者进行大剂量放、化疗，或对产生耐药的患者再次进行化疗只能导致虚弱的生命更加垂危，加速了患者死亡。大量临床常常可以见到，患者死因不是因为癌症本身造成，而是由于不科学、不恰当的杀伤性治疗所致。如肝癌多次介入后出现腹水、黄疸等肝功衰竭而致死；肺癌胸水化疗后导致呼吸衰竭而死亡；胃癌、肠癌化疗后恶心、呕吐，患者更加衰竭而死亡；白细胞下降，患者感染而死亡等。对晚期癌症的治疗更重要的是减轻痛苦，提高生活质量，控制病情，“稳中求进”，以便获得“长期带瘤生存”。

大枣龙眼枸杞粥：具有健脾补肾、填髓生血的功效，适合化疗后血象减少的患者。制作方法是把大枣 10 枚、龙眼肉 15g、枸杞子

15g、薏苡仁 100g、冰糖 10g，加水煮粥。

化疗后身体较虚弱，宜选择营养丰富且易于消化的食物，如软饭、稀饭、面包、馒头、包子、鱼肉、鸡蛋、鸡肉、煲汤、土豆、香蕉、果酱等。少吃多餐。可以用姜来刺激食欲。如果体重下降明显，那么要素饮食。用酸奶替代牛奶，以免腹部胀气。适当运动。